U0011232

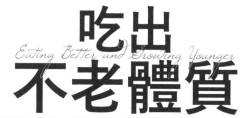

吃出
Eating Better and Growing Younger
不老體質

逆齡飲食建議╳超值14天抗老菜單╳變年輕的健康實踐

推薦序
現代人延緩衰老的
飲食指引

在現今這個追求健康和長壽的時代，《吃出不老體質》這本書是一盞引領我們通往健康之路的明燈。

作者廖欣儀營養師，不僅在亞東醫院服務過，擁有豐富的臨床經驗，同時也曾是知名養生品牌「魔膳健康廚房」的創始人。她在這本書中展現了她對食物營養學的深刻理解和專業知識，為讀者提供了一個全新的視角，來看待飲食對健康的影響。欣儀不僅詳細介紹了各種食物的類型和特性，更重要的是，她根據不同體質的人群設計了一系列穩定而簡單易執行的飲食計劃。這些計劃不僅易於遵循，還能有效幫助讀者達到養生和延緩衰老的目的。她的建議基於科學研究和實證醫學，讓人們能夠有信心地遵循指導，朝著更健康的生活方式邁進。

此外，這本書從營養師的角度出發，針對特定疾病和健康狀況提供了專業的飲食建議。欣儀結合她在臨床上的經驗，提供了

許多實用的建議，這些建議不僅有助於疾病的康復，也有助於促進整體健康和福祉。

　　《吃出不老體質》不僅是一本營養指南，更是一本生活指導書。它適合所有追求健康生活的讀者，無論是對飲食有特殊需求的人，還是只想改善日常飲食習慣的人。欣儀用她的專業知識和熱情，為我們提供了一個通往健康和活力的明確路徑。

　　在閱讀這本書時，您會發現，健康的飲食不僅關乎食物的選擇，更是一種生活態度和方式的轉變。欣儀藉著專業並通過她的書，向我們展示了如何通過科學合理的飲食，達到身心健康和長壽的目標。這本書將會成為您健康生活方式的重要指南和夥伴。

王治元　醫師

臺大醫學院內科教授／
臺大醫院內科部副主任暨代謝內分泌科主任

前言

怎樣做
才不顯老？

　　說到「老」，你會想到什麼？老態龍鍾、行動不便、白髮、皺紋，這些外在形象不自覺地出現在腦海裡。隨著年齡增長，外貌體態的改變讓人感慨，但這些還不打緊，最令人不安的是「老」常跟「病」畫上等號，例如高血壓、糖尿病、心臟病等慢性病都會在老化過程裡出現，工作了大半輩子，賺了錢沒辦法享受，年老還要花時間跑醫院，造成家人與子女的負擔。

　　「久病床前無孝子」這話說得難聽，但在壓力如此大的現代社會裡，誰也不願意做拖累家人的老人。

　　待在醫療體系裡久了，接觸的患者及照護家屬很多，深刻體會到病痛不只折磨著病患也拖垮了家屬，父母的健康才是子女最大的福氣啊！我總在事後替他們惋惜「如果能盡早詢問專業人士

建議，病情不至於那麼嚴重」。有些人不知道飲食與疾病的關係而忽略，而有些人則是已知飲食的重要性卻無法持續執行，當小毛病累積成大病痛時才來尋求幫助，此時將要花更大的力氣來解決問題。

我常跟長者們聊天，他們回想人生歷程時發覺，身強體壯的時期大約在40歲之前。在這之前，怎麼大吃大喝、運動玩樂、熬夜工作都不會累，即使累了也很快修復，隔天又是一隻活龍，但到了某一天突然發現自己這樣吃也胖，那樣做也累，接著身體出現小毛病，再用工作忙碌等藉口幫助自己逃避，忽視小毛病變成大問題就來不及了。

嚴格來說，人體在30歲之後就開始面臨老化問題，例如30歲後骨質開始流失，膠原蛋白流失速度加劇，過了40歲時肌肉開始流失，關節容易磨損發炎，行動力逐漸退化，如果長期放任不規律的飲食與作息，還有可能提早遇上更年期以及慢性病，不到50歲就整日與病痛為伍。

延長「健康壽命」很重要，所謂健康壽命是指一個人健康無疾病且能自理生活的時間，目前台灣平均健康壽命約為72歲，然而以平均壽命81歲來看，長達將近九年的時間可能與病痛並存。更嚴重的是，某些人需要家庭照護才能生活，這除了可能造成家庭負擔，老年生活也將在空虛不安和面對老化所帶來的惆悵之中度過。

不想在退休後度過病痛纏身的晚年，如何實現健康老化是一個值得深思的問題。在現代醫學的進步下，許多研究已經證實透過健康的飲食、適度的運動以及良好的作息，能夠延緩人體老化速度並維持健康的外表，那些身材標準、步履輕盈的人看起來也比同齡人更年輕，因此健康老化是令人嚮往的目標，建議盡早開始規劃「逆齡計畫」，著手打造健康的基礎，才能縮短健康壽命與最終壽命之間的距離，進而真正享受無病痛的退休人生，這也是預防醫學的初衷。

人體就像機器一樣，每個器官、血管、關節都需要保養才能長期運作，營養素就是人體所需的保養液，保養工作徹底後，人體才能長久運作。

在本書中，我會教你如何觀察自己身體的弱點，然後通過調整飲食與作息化解問題，學會健康飲食的原理並徹底執行，這樣你就會發現歲月的腳步在自己身上走得比別人慢，你的行動將靈活穩健，神采奕奕的外表會讓你感謝自己一路的堅持。

現在，讓我們一起開始逆齡計畫吧！

即將迎來超高齡社會，保養要超前部屬

根據世界衛生組織的定義，「高齡化社會」是指65歲以上老年人口占總人口比例7％以上，若老年人口達14％以上則為「高齡社會」，老年人口達20％則為「超高齡社會」。台灣的老年人口

在2018年為14.05％，已邁入高齡社會，預估將於2025年邁入超高齡社會，意即到時每五人之中就有一人是65歲以上的老年人。

超高齡社會也意味著青壯年的負擔越來越重。根據國家發展委員會的資料，截至2020年，平均每四名青壯年要扶養一名老年人。預估到2030年，這個比例會變成每2.5名青壯年扶養一名老年人，而到了2070年，每1.1位青壯年要負擔一位老年人。台灣的扶養比逐年攀升，青壯年負擔大，這也容易產生社會上的隱憂。

日本在2007年早已進入超高齡社會，是全球老年人口最多的國家，預估到了2025年，日本65歲以上老年人將超過30％，其中75歲老年人占總人口的18.1％，因此日本很早就開始執行高齡對策，甚至出現「下流老人」、「流沙中年」這些名詞。下流老人不是在歧視高齡者，原意是指收入低、生活條件不佳，過著中下階層生活的老年人，而流沙中年是指中年時因照護家人而離開職場，無法維持收入又得照顧家中老少，無論心理或經濟上皆陷入流沙困境，之後想再回到職場也是一件難事，最終也可能淪為下流老人的一員。為了避免成為下流老人，年輕時除了存退休金以外，存好健康的本錢也非常重要。

借鏡日本，超高齡社會恐面臨的問題

人口結構老化、勞動力不足、出生率降低讓國家生產力下降，超高齡社會除了造成經濟層面問題外，人民的生活品質與健康狀況也面臨考驗：

❶ 壯年人夾在照顧父母與孩子之間，經濟生活壓力較大

在青壯年期，無論是事業或是家庭都應該要蓬勃發展，此時有健壯的父母較無後顧之憂，但若是父母經常生病需人照顧，又得兼顧家庭與事業，長期蠟燭兩頭燒，除了生活品質下降，長期處於高壓也容易增加罹患精神疾病的風險。

❷ 老年人延後退休年齡（勞動年齡上升）

醫療發達延長平均壽命，因此即使已達退休年齡，還願意繼續工作的人比例提高，然而，很多人選擇繼續勞動，並非出於對工作有極高的熱忱，而是還沒有存夠退休金，對於未來環境的不確定感，或者其他原因。更辛苦的是，年長者若身體不佳，回到職場可能會遭受歧視或薪資不佳等問題。

❸ 老年人退休後如遇重大疾病，恐造成家庭負擔

好不容易存好退休金，工作到了退休年齡，準備開始享受生活時，卻罹患中風或心臟病等嚴重疾病，變成為行動不便、需要他人照顧的患者，這種情況對於自尊心較強的長者可能會影響心理健康。例如罹患憂鬱症或自殺的比例提高，甚至因病況不佳而對家人出現情緒勒索或言語霸凌，進一步加重家庭的負擔。

❹ 以老顧老的比例增加，照顧者因不堪照護壓力而導致身心俱疲

照顧失智配偶的老年人容易出現憂鬱傾向，甚至可能採取極端的做法，因此照顧者的心理健康需要得到重視。

其實「老」並非造成社會負擔的主要原因，「不健康的老」才是。當老年人失去健康、無法自理生活，需要家人與社福單位

的照護時，才會形成一種負擔。因此，為了能健康地度過退休生活，享受美好的下半場人生，我們應該要盡早學會保養自己的身體，不要成為壓垮家人的最後一根稻草。

透過計畫實踐預防醫學，逆齡不是難事

我常在社群網站上看到各國的能人異士影片，例如81歲的日本爺爺在公園裡與年輕人一起溜滑板，80歲英國奶奶在電視節目上，非常有力地跳著高難度的騷莎，還有個瑞典的超級阿嬤，她在90歲生日那天成功挑戰滑翔翼，之後便開始嘗試各種空中冒險運動，在103歲的時候還打破「年齡最大的女性雙人跳傘」的世界紀錄。對於這種特殊案例我都非常感興趣，到底他們平日如何保養身體？有何種異於常人的個性，才能維持身手矯健的身體，願意挑戰自我極限，並做出顛覆傳統印象的事情呢？他們做得到，我是否也能做到？

多活十年的祕訣

其實關於長壽或養生的流行病學研究非常多，總結各國的研究，不外乎是些老生常談，例如：「吃健康飲食」、「保持標準體重」、「堅持適度運動」、「喝酒不過量」、「完全不抽菸」等，長年做到這幾項原則，將可比別人多十年的壽命。另外有研究發現，樂觀的人比起悲觀的人壽命更長，罹患慢性病的機率也降低，推論可能與睡眠品質好、心情開朗、抗壓性高有相關。因此想要健康地變老，不只是強調生理健康，心理的健康也同等重要。

　　地球上某些地區居住著世界上最長壽的人，研究人員發現了五個「藍色慢活區」（Blue Zone），這裡的居民平均壽命較長，健康壽命也較長，這些地區分別是日本沖繩、義大利薩丁島、希臘伊卡里亞島、哥斯大黎加尼科亞半島與加州羅馬琳達市，在這些地區，百歲人瑞對他們來說並不稀奇，這是基因使然？還是飲食與生活方式異於其他國家？值得大家進一步探討。

❶ 日本沖繩

　　日本沖繩的老年人幾乎沒有退休的概念，他們從年輕到老都持續勞動，例如捕魚、農耕等，即使退休在家也喜愛園藝工作，維持足夠活動量幫助身體活絡，由於他們種植大量蔬果植物，飲食部分偏向攝取天然有機的食材如蔬果、豆類與紅薯居多，相較於大量植物食物，攝取魚、肉類的比例較少，飲食七分飽即止，在多蔬果、少肉類、七分飽的情況下，平均每日攝取熱量少於2000大卡。研究還發現，他們擁有豐富的社交生活和社區支持，這對保持身心健康和長壽也起到了積極的作用，因此，社交因素也是沖繩老年人長壽的重要因素之一。另外，也有研究發現他們的睡眠品質較好，入睡時間較短，這也是一項長壽重點。

❷ 義大利薩丁島

　　薩丁島人民的平均壽命高，是百歲人瑞比例最高的地區之一，綜合各研究發現，薩丁島人瑞的飲食大多以全麥麵包、豆類、蔬菜、水果等為基礎，飲食習慣以健康為取向外，相較於其他國家的長者，薩丁島的長者社交圈很廣，平日較少獨處，有

活躍的社交生活，並且很積極參與社區活動，多數長者很喜愛與年輕朋友相處交流，甚至協助舉辦活動維繫社交圈。這些社交活動幫助他們保持頭腦清晰，記憶力變好，也較少出現抑鬱症的情況，因此他們的心智健康程度高於一般人。

③ 希臘伊卡里亞島

伊卡里亞島的新冠疫情狀況比其他歐洲國家好很多，長壽老人數量也很多，他們大多擁有自己的田地，農業耕作是主要的活動，飲食以豆類、蔬菜、水果和魚類為主，是標準的地中海飲食法。在生活方面，研究顯示80歲以上長者參與社交活動的比例超過八成，推論正向的社交活動有助於實現長壽。

④ 哥斯大黎加尼科亞半島

尼科亞半島的百歲男性的比例排名全球第二，居民的傳統飲食包括了南瓜、玉米、豆類、堅果與水果，他們多蔬食的飲食習慣有助於保持健康的身體。另外特別的是，90歲以上的老年人有一些共同特性，就是他們皆與家人居住在一起，且有照顧家人的意願，這表明「被需要」的生活型態或許是長壽的祕訣之一。

⑤ 加州羅馬琳達市

羅馬琳達市的長者比起一般美國人平均多活8到10歲。他們有四成的人採用素食或奶蛋素飲食，有吃葷食者以魚肉居多，不抽菸少喝酒，每天都在大自然中運動，經常參與教會活動，有強烈的社區歸屬感，因為經常為他人付出和表現善意，他們的心情經常保持安寧，不容易產生抑鬱等負面情緒，這有助於長壽。

飲食習慣與心理狀態影響壽命長短

這些藍色慢活區居民的飲食有些共通之處，例如他們會食用當地種植的蔬菜、水果、全穀類與豆類等植物性食物，每餐不過量並避免攝取過多糖分和加工食品，與朋友聚會時，他們喜歡小酌卻不酗酒，願意學習新事物並安排社交生活，利用步行或園藝等活動來維持每日的活動量，奉行退而不休的自在生活。

隨著年齡增長，身體功能會逐漸衰退，但我們不能等到老年時才開始想要改變疾病，目前已知透過健康飲食與生活方式能延緩慢性病的發生，也可降低年老後肌少症或認知症（失智症）的發生率，因此應該盡早規劃健康生活方式，從40歲開始，甚至更早就重新檢討飲食與生活方式，重視預防醫學這個議題，才能避免衰老所帶來的嚴重後果，健康地享受人生的下半場。

吃錯素食危害健康！又老又病更快速？

過去人們吃素多半是因宗教信仰，現代人吃素除了有環保、樂活等觀點，素食也常與養生畫上等號，但是吃錯素可能反而不利健康。例如有人認為吃素能減肥，但「吃錯素」不僅容易忽略優質蛋白質，也容易攝取過量澱粉，要是常吃素食加工品，反而吃下油脂與醣類而越吃越胖。

另外，奶蛋素者營養素較不會有缺乏的問題，但全素者能吃的食物種類有限，因此易有營養素缺乏的狀況。例如長期不吃豆

魚蛋肉類的人，身體易缺乏優質蛋白質而造成肌少症、貧血或免疫力低下等問題。植物食物中缺乏維生素B12，長期缺乏恐造成手腳麻、憂鬱、認知功能失調等情況，造成身心受損。以下整理「吃錯素食可能缺乏的營養素與改善辦法」：

缺乏營養素	可能的原因	缺乏症狀	改善辦法
蛋白質	蛋白質（豆類）食物攝取不足	肌少症、免疫力低下、貧血、傷口癒合不易	每餐都要吃到豆腐、豆干或豆漿等豆製品
維生素B12	完全不攝取動物性來源食物，例如蛋奶類	易疲勞、專注力與記憶力差、憂鬱、惡性貧血	均衡吃全穀類、發酵食品、海藻類，或食用維生素B12補充錠
維生素D	完全不攝取蛋奶類，且日曬時間過少	罹患骨質疏鬆、佝僂病、憂鬱或情緒低落	每天接觸太陽15分鐘
鈣	沒有攝取奶類食物，加上豆製品又吃得少	罹患骨質疏鬆、情緒不穩定、失眠、容易緊張	多吃深綠色蔬菜、豆類、堅果，或依照醫囑補充鈣片
鐵	植物類食物的血紅素鐵人體吸收不易	缺鐵性貧血、疲倦、暈眩、心悸、臉色蒼白、免疫力低下、健忘	維他命C可幫助鐵吸收，例如飯後吃柑橘、芭樂補充維生素C
鋅	蛋白質食物與全穀類食物攝取不足	影響兒童發育，降低人體免疫功能，孕婦易有早產的現象	均衡攝取全穀類、豆類、堅果類
DHA	DHA主要存在魚類，素食者不吃魚，又少吃海藻或堅果的話，則來源堪慮	DHA為孕婦、嬰幼兒所需的必須脂肪酸，缺乏時會影響寶寶智力發展	吃堅果、海藻和亞麻仁油，其中α-亞麻酸可在人體內轉化成DHA；必要時依照醫囑補充DHA

目錄

推薦序　現代人延緩衰老的飲食 4

前　言　怎樣做才不顯老？ 6

（第一部分）　**逆齡的四大關鍵**

關鍵一　保持標準體態 21

關鍵二　持續健康飲食 31

關鍵三　規律適當運動 38

關鍵四　良好睡眠品質 45

（第二部分）　**隨著年齡漸增，會出現的小毛病和飲食調理重點**

徵狀1　腦力　是失智還是健忘？我的大腦衰退了嗎？ 56

徵狀2　肌力　蹲了站不起來，以為膝蓋退化竟是肌少症 62

徵狀3　頭髮　小心翼翼梳髮，還是掉一堆頭髮 68

徵狀4　皮膚　過了青春期卻還是狂長痘，痘疤、暗沉好惱人 74

徵狀5　視力　眼睛乾澀、易疲勞，人工淚液不離身

　　　　　　　會有依賴性？ 84

徵狀6　牙齒　牙齒也有中年危機，敏感齒、

牙周病、牙齦炎都來了 90

徵狀7　骨骼　已經每日吃鈣片了還是骨質流失？

是哪裡出問題？ 94

徵狀8　呼吸系統　動一下就好累，爬兩樓就喘到不行 102

徵狀9　消化系統　飯後總胃脹想吐，消化差連排便都

不正常 107

徵狀10　泌尿系統　頻尿又反覆泌尿道感染，該怎麼辦？ 113

徵狀11　高血壓　血壓偏高，但沒有不舒服就不用控制？ 119

徵狀12　糖尿病　已經都不吃甜食了，健檢還是發現

血糖高 124

徵狀13　內分泌　經前症候群嚴重，憂鬱、焦慮什麼都來 .. 129

徵狀14　更年期　女性更年期調理 136

徵狀15　自律神經　渾身是病，找不出原因，

可能是自律神經失調了？ 141

◎徵狀─營養與飲食調理速見表 148

第三部分 ## 14天菜單、食譜與飲食建議

14天控醣纖體　照著吃，維持好體態 152

14天養顏美肌　照著吃，青春不顯老 168

14天養生抗壓　照著吃，健康無負擔 184

14天外食減脂　照著吃，甩油好健康 200

第四部分 ## 不老飲食生活與日常保健

後疫情時代，預防醫學變得尤為重要 208

均衡飲食幫助提高免疫力 211

保健營養品怎麼吃才正確？ 216

增強心肺功能的運動 220

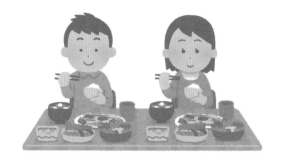

第
一
部
分

×

逆齡的四大關鍵

關鍵1・保持標準體態

關鍵2・持續健康飲食

關鍵3・規律適當運動

關鍵4・良好睡眠品質

你看起來真的都沒老？

外表看起來正常不代表沒有內在疾病，例如，一個有啤酒肚的壯年人，他的血管裡可能充滿油脂，將來罹患心血管疾病的風險非常高。同樣地，一個皮膚粗糙暗沉的婦女，可能患有腸道代謝不順暢的問題，將來罹患大腸癌機率比別人高，雖然他們的外表看起來沒有疾病的跡象，也不影響他們的生活和工作，但這些潛在問題在長期積累後，可能會演變成疾病。

因此，如果想要逆齡並且保持健康，除了外表要照顧好以外，也要注意內在潛在問題的防範。有許多研究已經證實，如果一個人的日常保健措施得當，他們的健康壽命將比一般人更長，外表看起來也會比同齡人年輕。因此，健康地變老是主要目標，而保持青春的外貌是附加價值。

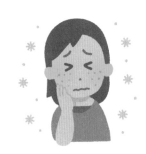

逆齡要知道的四大關鍵

關鍵一　保持標準體態

　　參加同學會時，總會有些小驚訝。例如，那年我們一起追求的女孩依舊貌美如花，或是瀟灑的班長從斯文書生變成肌肉男，要不然就是原本是透明人的女同學變成亮眼貴婦，或死黨小胖子變身時尚男模。從外型開始比較，你就會發現這些凍齡同學通常擁有標準的身材，年輕的本錢比一般人還要雄厚，反過來看，要是當年的小鮮肉男神變成發福大叔，或是班花女神變成有雙下巴的歐巴桑，就會看起來比實際年齡還要老。

肥胖讓人顯老，罹患各種疾病的機率也提高

　　想要逆齡的第一步就是要「保持標準體態」，因為只有擁有標準體態，才有健康的基礎。從外觀看起來，肥胖會導致臉部脂肪堆積、雙下巴、臉部皮膚鬆弛等，這些因素可能會讓人看起來比較老，也會影響自信心和自尊心。體重過重也會增加關節的負擔，尤其是膝關節和髖關節，這些關節必須支撐身體

排序	2022年10大死亡原因		
1	惡性腫瘤（癌症）	→	❶
2	心臟疾病	→	❷
3	COVID-19新冠肺炎		
4	肺炎		
5	腦血管疾病	→	❸
6	糖尿病	→	❹
7	高血壓性疾病	→	❺
8	事故傷害		
9	慢性下呼吸道疾病		
10	腎炎、腎病症候群及腎病變	→	❻

與肥胖相關的10大死亡原因

重量，當體重超過正常範圍時，就會對這些關節造成額外的壓力。隨著時間的推移，這些關節可能會逐漸損壞，導致關節疼痛、僵硬和關節炎等問題，一旦出現關節問題，走起路來也就顯得老態龍鍾。

肥胖除了讓人顯老，罹患各種疾病的機率也提高。在2022年台灣十大死亡原因中，就有多項疾病與肥胖有關；也就是上方表格中指出的部分，在以下列出說明：

1 惡性腫瘤（癌症）

根據歷年來各國的研究，已經證實肥胖和某些癌症之間存在關聯。肥胖者體內脂肪過多，可能導致臟器的細胞被脂肪浸潤，進而引發慢性發炎反應。長期下來，這種情況可能會促使

癌細胞生長，包括大腸直腸癌、胃癌、食道癌、肝癌、膽道膽囊癌、胰臟癌、子宮癌和乳癌等，都與肥胖有關。

2 心臟疾病

根據美國心臟病學會的報告，肥胖是心臟病、中風、高血壓等心血管疾病的主要風險因素之一。肥胖會導致心臟負擔過重，使心臟需要更多的氧氣和營養素，進而增加心臟疾病的風險。肥胖者或常食用高油高糖飲食的人，其低密度脂蛋白膽固醇（LDL-C，Low Density Lipoprotein Cholesterol）濃度容易偏高，這也是許多人健檢時常見的紅字項目。高濃度的LDL-C不僅容易形成血栓，還可能導致冠狀動脈硬化。在長期不均衡的飲食下，這些疾病可能會進一步發展成心血管阻塞、心室肥大，甚至心臟衰竭。

3 腦血管疾病

與心臟疾病的原理相同，肥胖者血脂肪高會增加動脈硬化或阻塞的風險。當血管阻塞在腦部時，就會引起缺血性腦中風，也稱為腦梗塞，如果沒有及時治療，可能造成中重度殘障。

4 糖尿病

過多的腹部脂肪會釋放多種脂肪激素和發炎物質，導致慢性發炎和胰島素阻抗。胰島素阻抗指的是人體細胞對胰島素的

敏感性下降，造成血液中的葡萄糖無法順利進入細胞使用，使得血糖升高，細胞卻無法獲得養分，進而形成糖尿病。許多人不知道的是，即使體重正常，內臟脂肪過高也會導致胰島素阻抗，增加罹患糖尿病的風險。因此，控制體脂肪在正常範圍內是非常十分重要的預防措施。

5 高血壓性疾病

肥胖者的血管常有脂肪堆積，導致血流阻力變大、血管壁彈性變差，最後引起高血壓。而高血壓也是心臟疾病、腦血管疾病、糖尿病、腎臟病等重大慢性病的共同危險因子。但好消息是，研究證實，肥胖患者若減重1公斤，其收縮壓通常可以降低1毫米汞柱，因此對於肥胖的高血壓者而言，減重對其有很大的幫助。

6 腎炎、腎病症候群及腎病變

肥胖者的脂肪細胞會分泌發炎物質，攻擊身體內的腎臟，長期處於發炎狀態下，腎臟便容易受到損傷，進而引發慢性腎炎和尿蛋白等症狀，進而影響腎臟功能。國內外的研究顯示，對於已罹患腎臟疾病的患者而言，若未進行飲食控制並持續肥胖，會更進一步加速腎臟病的惡化。

　　報告中特別指出，2021年曾位居十大死因第10名的「慢性肝病及肝硬化」，於2022年退出榜單，是因為有COVID-19的加入，在2023年疫情趨緩後，是否會再影響排名目前不得而知，但肝病長期以來是台灣的國病，且與肥胖相關性很高，我們不能忽視。

　　脂肪肝通常與飲食油膩、大魚大肉或過量飲酒等因素相關。當血液中的油脂流經肝臟時，肝臟可能無法有效處理這些油脂，進而導致累積成脂肪肝。這種情況如果長期存在，可能會對肝臟細胞造成傷害，進而導致肝纖維化、慢性肝病或肝硬化等問題。然而，透過健康的飲食和運動習慣，可以改善脂肪肝。例如，減少攝入高脂肪高糖的食物，增加攝入蔬果和全穀類等高纖維食物，同時適當運動能有助於改善脂肪肝。如果已經罹患脂肪肝，但繼續飲食高脂肪高糖的食物，會進一步惡化脂肪肝的情況，進而導致纖維化、壞死，肝功能也就無法回復。因此，適當的飲食和生活習慣的改變，是改善脂肪肝的關鍵。

　　從十大死亡原因看，亦可發現心臟病、腦中風、糖尿病、高血壓、腎臟病等疾病都和「血管老化」有關。例如，隨著年齡的增加，血管的彈性會變差，導致高血壓；又或者是動脈中的油脂積聚導致心臟病和腦中風等疾病的發生。雖然血管老化現象在外觀上無法直接觀察，但對健康的影響卻是重要的。因

此，延緩血管老化過程是保持健康的重要措施之一，也是逆齡計畫中相當重要的一環。

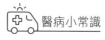醫病小常識

肺炎和新冠肺炎有什麼不同？

「肺炎」指的是由流感或其他病毒引起的肺炎，以及由慢性阻塞性肺病引起的肺炎，並非是指COVID-19（新冠肺炎）。需要注意的是，肥胖者罹患新冠肺炎後容易提高致死率，這是因為肥胖者長期處於發炎反應狀態下，其免疫力相對較弱，一旦感染新冠病毒後對健康的影響可能更為嚴重，容易引發併發症和死亡。

心臟疾病也會加速腦部退化

美國心臟協會在2022年最新的統計資料中指出，與老化相關的腦部疾病，如阿茲海默症或失智症（認知症），近年來正在大幅增加，而且腦部疾病與許多導致心臟病的危險因子有關。罹患高血壓、糖尿病或肥胖的患者，除了將來罹患心臟病的機率會增加之外，罹患失智症的機率也增加，原因在於長期不正常的血壓會影響腦心血管的健康，通常在罹患腦中風或腦血管相關疾病後，腦血管的損壞會影響思考或認知能力，讓失智症的情況更加惡化。

相反地，研究證實，擁有健康血管的老年人其認知功能較為正常。另有一些研究指出，中年時沒有心臟疾病的人，在年老時罹患失智症的機率大幅下降，因此建議40歲以上的人應該開始關注心臟健康，降低日後罹患失智症的機率。

體重控制是否可降低疾病發生率？

許多針對肥胖與癌症的研究皆明確指出「體重控制在標準範圍可減少癌症發生」，並能夠避免其他非癌症疾病，包括心臟血管疾病、糖尿病、退化性關節炎、免疫性疾病等。根據研究，肥胖者在確診糖尿病的五年內，只要利用飲食與運動將體重減少10％，就能夠減輕糖尿病的症狀。我也見證許多糖尿病患者在採用健康飲食減肥後，不僅將體重控制在標準範圍，連

使用糖尿病藥物的情況也得到改善，而這都是在醫療人員的監督下進行的。因此，改變錯誤的飲食形態是非常重要的。維持良好的飲食控制、規律運動以及適當的減肥，遠離疾病並不困難。請大家保持標準體重，避免疾病上身。

如何判斷自己是否肥胖？

有三種方式可判斷是否肥胖：測量體脂肪率、計算BMI、計算腰臀比。

1 測量體脂肪率

光看體重無法得知是否肥胖，要看要脂肪與肌肉的比例才知道在是脂肪還是肌肉居多，因此建議用體脂計測量體脂率，如果家中沒有體脂計，可去健身房或藥局使用，或考慮購買家用型的Inbody體脂計，雖然家用型的專業度與高階的有落差，但仍具有參考價值，而且放在家中可固定地點、定時、定期監測，甚至把資料傳送到手機APP中，隨時記錄自己身體素質變化，對體重控制更有效果。體脂肪率標準範圍如下：

年　齡	標準		警戒區		肥　胖
	18～30歲	＞30歲	18～30歲	＞30歲	
男　性	14～20%	17～23%	20～25%	23～25%	25%以上
女　性	17～24%	20～27%	24～30%	27～30%	30%以上

2 計算身體質量指數（BMI）

家中沒有體脂計時，可利用體重與身高的關係計算出BMI，簡易判斷出自己是否超過標準。

BMI＝體重（公斤）÷身高（公尺）÷身高（公尺）

★體重過輕：BMI＜18.5

★正常範圍：18.5≦ BMI＜24

★異常範圍

　◇過重：24≦ BMI＜27

　◇輕度肥胖：27≦ BMI＜30

　◇中度肥胖：30≦ BMI＜35

　◇重度肥胖：BMI≧35

例如：體重90kg，身高175cm的人

　　　BMI＝90÷1.75÷1.75＝29.4

　　　29.4屬輕度肥胖體型。

特別提醒

　　BMI作為一種簡單的指標，並不能考慮體脂率和肌肉量等因素，因此某些族群不適合使用BMI做為評斷體重是否標準的依據：

● 運動員、健美選手或肌肉較發達者，易高估其體內脂肪的比例。

● 老人與肌肉失用者（例如小兒麻痺患者、肌肉萎縮者），其體內脂肪的比例容易低估。

● 孕婦在孕期時有不同的體重算法，不適合用BMI做為標準。

3 腰臀比

　　根據調查，台灣45歲以上民眾中有超過一半的人腰圍超過建議的標準範圍。腰圍越大，內臟脂肪越多，罹患三高疾病的機率也會倍增。此外，體重負荷也可能導致腰痛或椎間盤損傷等骨骼性疾病。根據衛生福利部國民健康署的參考定義，建議男性腰圍應小於90公分（約35.5吋），女性腰圍應小於80公分（約31吋），若超過這個標準，就屬於代謝症候群的高風險群。然而，較高大體型的人腰圍自然比較大。此時建議以「腰臀比」來判斷體態是否正常。

腰臀比（Waist to hip ratio）（W／H）＝腰圍÷臀圍（公分或吋為單位均可）

　　根據衛生福利部國民健康署建議，男性腰臀比≥0.92、女性腰臀比≥0.88則稱為肥胖。

> 例如：男性腰圍95公分，臀圍102公分
> 　　　腰臀比則為：95÷102＝0.93
> 　　　已超過0.92，故為肥胖

逆齡要知道的四大關鍵

關鍵二　持續健康飲食

　　目前經過研究證實，能有效延長健康壽命的健康飲食法，以「地中海飲食」與「得舒飲食」為最熱門。

地中海飲食（Mediterranean diet）

　　地中海國家居民被發現其健康指數優於其他地區，學者便開始研究地中海周圍國家的飲食型態，發現地中海飲食著重在攝取大量植物食物，搭配適量的魚類、禽肉及紅酒，少紅肉與加工品，能有效降低罹患疾病的機率，例如心血管疾病，因此，地中海飲食對於心臟有保護的正向作用。

得舒飲食（DASH diet）

　　美國國家衛生研究院提供給民眾的高血壓飲食指南「得舒飲食」，對於血壓的調控有很好的成效。得舒飲食的原理是補充含豐富鉀、鎂、鈣等礦物質的食物，協助調控血壓，同時攝取高纖維和低飽和脂肪酸食物來預防動脈硬化。得舒飲食是一

種全方位的飲食方法，搭配減鈉、節制飲酒、運動等，不但可降低高血壓與心血管疾病風險，也有利於骨質健康。

適合亞洲人的養生飲食

從「地中海飲食」與「得舒飲食」可以發現幾項重疊的做法，我統整成適合亞洲人的飲食習慣，只要做到以下七項重點，對身體組成或健康方面都有很大的提升，

利用「原子習慣」，逐步改變健康習慣，養生抗老

在日常生活中稍微修正錯誤飲食，就能慢慢地走向更健康的生活。

1 適量攝取原型澱粉

多選擇全穀雜糧類，例如早餐可吃麥片、馬鈴薯、地瓜等原型的全穀類，取代麵包；午晚餐的白飯可改以糙米飯或雜糧飯取代，偶爾也可利用南瓜、玉米、山藥等當成主食類，增加飲食的多元性，同時也能增加攝取纖維質的量。但要注意控制份量，即使是高纖維的全穀雜糧也不能攝取過多，否則熱量過多也會轉化成脂肪在體內堆積。

2 選擇高品質蛋白質

選擇含鈣質的豆製品如豆腐、豆干，或以白肉為主，如：雞、魚、花枝等高蛋白低脂肉類，減少紅肉如牛、羊、豬肉等

的攝取頻率。食用肉品時，避免肥肉及外皮，以降低飽和脂肪酸的攝取。每天攝取二至三份乳製品，以補充鈣質及高品質蛋白質，例如鮮奶、優格、起司、無糖優酪乳等皆可。乳製品也可以被用在菜餚裡，例如使用鮮奶取代奶油煮成玉米濃湯，或是使用低脂起司絲做焗飯，都能增加鈣質的攝取量。

3 優質的脂肪

使用橄欖油、亞麻仁油等健康的油脂，並且避免使用反式脂肪酸。另有研究指出，減少飽和脂肪酸攝取量到總熱量的7％以下，適量攝取不飽和脂肪酸，有助於降低心血管疾病罹患率，以下ABC三項步驟是吃好油的重要原則：

Ⓐ 減少烹調用油

例如，肉類本身就含有油脂，可用乾煎法代替快炒逼出肉本身的油脂；減少不必要的油炸食物，或使用清蒸、涼拌、燉煮等少油烹調法，能有效減少油的使用量；烹調用油以植物油為主，例如橄欖油、葵花油、芥花油等皆可。

Ⓑ 以堅果種子類取代部分油脂

像是用核桃、腰果、杏仁、榛果取代部分油脂，堅果種子含豐富不飽和脂肪酸，還有多種礦物質如鈣、鉀、鎂，以及豐富的維生素E是強抗氧化物，對人體健康有益，每日建議堅果攝取量為一掌心（5至10顆），可於三餐或點心時食用，選擇無調味、低溫烘焙的堅果更健康。

ⓒ 攝取ω–3多元不飽和脂肪酸

如EPA、DHA無法由人體自行合成，必須從食物中攝取，魚油是動物性脂肪酸中含量較豐富的來源，每週建議攝取2至3次魚類，例如秋刀魚、鱸魚等，每次約100公克則可獲取魚油來保護心血管。植物性ω–3多元不飽和脂肪酸來源則以核桃、亞麻仁籽、藻類等含量較豐富，素食者應定時補充此類食物。

4 每日吃兩份水果

水果的維生素與礦物質含量豐富，且維生素C、E及多酚類等抗氧化營養素含量高，能夠對抗自由基傷害細胞、避免老化。每份水果約一個女生拳頭大，得舒飲食法建議多選擇高鉀水果以幫助調控血壓，如香蕉、哈密瓜、小番茄、草莓、奇異果、火龍果等都是不錯的選擇。

5 每日吃五盤蔬菜

蔬菜中的維生素、纖維與植物多酚含量豐富，高纖維飲食能讓腸道好菌數增加，讓腸道更健康。因此，色彩豐富的蔬菜每日都要多樣化攝取，可獲得更多種的植物多酚類。高鉀蔬菜對於血壓需要控制的人也有幫助，像是莧菜、菠菜、空心菜、芹菜等綠色蔬菜，或是竹筍、牛蒡、茄子的鉀含量也不低。

6 每餐七分飽

經過動物實驗發現，每日限制熱量的動物死於老化相關疾病的機率，比自由飲食的動物少了三成，且有限制熱量組外表明顯的年輕、健康，推測是與限制熱量後體內Sirtuin基因增加有關，Sirtuin基因是動物體為抵抗飢餓所衍生出的對策，據說能活化粒線體、提高能量利用率，減少活性氧對身體的傷害，因此有長壽基因之稱。其實日本長壽村的長者們也是保有七分飽的飲食習慣，七分飽不僅能讓腸胃更舒服，還能讓體態保持在標準範圍內，真是一舉多得。

7 適量飲酒或喝茶

地中海飲食中的一項建議是成人每天飲用適量紅酒（女性150cc/d，男性300cc/d），研究顯示這可能與紅酒中的多酚類有關。如果你不能喝酒，或是肝臟缺乏去氫酶，也可以改喝無糖茶，例如普洱茶、綠茶、烏龍茶和紅茶，這些茶葉中的茶多酚含量也不錯。茶葉中的兒茶素具有抗氧化作用，有研究指出，兒茶素對於預防心血管疾病或預防認知功能退化有幫助。有些人喝茶容易脹氣或胃不舒服，此時可以試試其他適合的茶飲。有時候是因為喝的茶葉不適合，容易胃痛的人應該避免空腹喝茶，改在飯後喝茶可避免不適感。

沒有中年發福，飲食與行為才是問題

我們常認為「年紀大了就是會發福」，將自己的肥胖合理化。但是，有研究指出這只是一個自欺欺人的藉口。美國的研究人員收集來自二十九個國家、六千多位受試者的數據，分析他們的基礎代謝率，發現1歲幼兒的基礎代謝率是成年人的50倍，2歲後基礎代謝率每年以3％的幅度下降，而20到60歲的基礎代謝率是穩定的，60歲之後再以每年0.7％的速度下降。這表明中年期的基礎代謝率並沒有像人們想象的那麼快速下降，推測中年發福的主因是從飲食攝入的能量大於活動量所致。

學生時期除了體能課或體育校隊外，參加社團、上課通勤也會讓活動量增加，但一般人在進入職場後，活動量會因為工作或家庭而逐漸減少，此時若飲食內容不變，甚至需要應酬、聚餐，大量攝取食物的機會更多，熱量過剩的情況就是變成脂肪儲存起來。因此仔細觀察身邊發福的人，你會發現他們不用到中年就發福了，有時是因為結婚後老婆煮得太好吃而發福，或是因為工作需要喝酒應酬而發福，絕對不是因為基礎代謝率變低了而發福。

另外，隨著年齡增加肌肉會跟著流失，根據研究顯示，30歲之後缺乏運動的人，每十年將減少3％至8％的肌肉量，肌肉量減少會降低基礎代謝率，如此反覆下去，中年時的體組成將

以脂肪居多、而肌肉不足，健康狀態堪慮。

　　簡單來說，在進入職場後，如果你也能維持與學生時期一樣的活動量，養成規律運動習慣，並減少消夜、聚餐或應酬的飲食模式，中壯年期的體態將會與青少年時差不了太多，甚至在規律飲食及健身運動下，體態狀況可能比青少年時更好，就不會有中年發福的危機了。

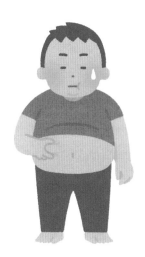

逆齡要知道的四大關鍵

關鍵三　規律適當運動

　　規律運動的好處多多，研究指出，定期做運動的人皮膚保水度與膠原蛋白的量比無運動習慣者高，外表明顯較年輕。運動可增加血液流動，保持血管暢通，降低心血管疾病的罹患率。此外，運動有助於腸道蠕動、預防便祕，並遠離大腸癌。運動對於預防肌少症與提升腦部功能也有幫助，是抗老化的不可缺少的功臣。

適量蛋白質飲食加上阻力運動，遠離肌少症

　　通常人在40歲時，肌肉量與肌力會明顯下降，到了60歲後，肌肉流失的速度更快，嚴重者可能開始影響走路、爬樓梯，提東西也越來越吃力，甚至連從坐式馬桶上自己站起來都有困難，這時可能是罹患了肌少症。在台灣，每十位老年人中就有一位是肌少症患者，罹患肌少症的老年人一旦跌倒，就可能造成骨折，或是因為免疫力不佳，傷口癒合慢引起併發症，

甚至一病不起永久臥床。

　　為了避免罹患肌少症，平時就應該透過適當蛋白質飲食與阻力運動，來維持肌肉量並養好肌力，不僅可以提升代謝力，還能預防肌少症。如果是已經有肌少症的中老年人也不用擔心，只要增加一些阻力型的運動，搭配適當蛋白質的飲食，就可以重新長出肌肉，延緩肌肉流失，日常生活中也可利用自身的重量、彈力帶、寶特瓶做簡單的阻力運動，或是找健身房教練與營養師協助安排適合的課程更為安心（後面章節會詳細說明適當蛋白質飲食）。

肌少症也會造成駝背

　　隨著年齡增加，你也經常感到腰痠背痛嗎？年紀大了就會駝背？駝背僅僅是因為骨質疏鬆症嗎？其實，腰痠背痛或駝背也可能是肌少症的警訊。

　　我以前常感到腰痠背痛，甚至運動姿勢不正確時會閃到腰，需要去復健科治療，後來醫生告訴我要訓練核心肌群，才能有像「天然束腹帶」一樣的腹部支撐身體，不僅讓體態更好，也能減緩腰痠背痛的問題。

　　還有，大家容易有不良坐姿的問題，除了造成小腹凸，還可能造成下背痛。因此，你若容易下背痛、駝背，平時除了要保持好坐姿、站姿外（抬頭挺胸、縮小腹），更要訓練核心肌

群來維持好的體態。因為肌肉在支撐脊椎和維持正確姿勢方面扮演著重要角色。如果肌肉減少,特別是腹部肌肉和背部肌肉不足,便無法有效地支持脊椎,導致姿勢不良。而姿勢不良會導致身體不平衡,進而增加脊椎的負擔,可能促使駝背或脊椎側彎等問題的發生。同時,脊椎的不正確對齊也可能增加脊間盤突出的風險,這也就是常見老年人經常坐骨神經痛的原因。

另外,肌少症也可能影響到步態和平衡,使得老年人在行走和保持平衡時更容易出現問題,例如站不久、走不穩,而增加跌倒的風險。一旦跌倒了恐造成骨折,心理也容易出現負面影響而一病不起。

因此,對於老年人來說,保持適當的肌肉質量和功能,以及進行適當的運動和姿勢維持是特別重要的。如果你也常腰痠背痛,甚至出現駝背或脊椎側彎的情形,平時要注意維持正確坐姿,避免習慣性駝背,並找尋專業的物理治療師幫忙安排增強腰背肌肉鍛鍊的運動,在醫療專業人士的指導下進行相應的康復和治療,可有效預防駝背的情形發生。

有氧運動改善腦部老化

透過運動可維持體能、增肌減脂之外,也可以預防腦部老化。美國匹茲堡大學(University of Pittsburgh)的研究顯示,老年人每週運動三次,持續至少四個月,可防止記憶的衰退,

而且相較於69到85歲的人，55到68歲的人記憶力有更大的改善，也就是說盡早執行規律化的運動，可改善記憶力退化的問題。此外，日本神經學會的《2017失智症患者指引》中也指出，運動可以幫助失智症患者緩解症狀。

另外，大腦的前額葉皮質擔任智能與認知功能的重要任務，隨著年齡增加前額葉皮質會老化並縮小，但透過有氧運動可擴大前額葉皮質並增加腦部血流量，讓大腦維持清晰。運動還能提升夜晚的睡眠品質，晚上睡得好白天精神就好，有助於維持認知能力正常。而運動也能讓血糖或血壓獲得更好的控制，對於保養血管來說很有幫助，可降低心血管疾病患者將來罹患失智症的機率。

瑜伽等有氧、阻力運動最推薦

有助於預防腦部老化的運動，以有氧運動為佳，當進行有氧運動時，心跳加速讓血液流動至腦部與全身，對於神經元的連結有幫助，例如快走、慢跑、騎腳踏車、游泳、健行等，都是不錯的有氧運動。瑜伽也是不錯的運動，可伸展肌肉、放鬆身心、減輕壓力，對於睡眠也有助益，可請專業的瑜伽老師指導適合自己的動作，並在家中經常反覆練習，調整身心順便有氧運動，有助於腦神經的健康。

有氧運動可以提高心肺功能、幫助睡眠、減輕壓力、消耗熱量，並且有助於預防骨質疏鬆症。至於無氧運動（或稱阻

力運動）可以幫助增加肌肉量並提高代謝率，建議大家將兩種運動結合進行，這樣更有益健康。例如，每週進行三次有氧運動，搭配三次無氧運動；或每天進行30分鐘有氧運動，搭配15分鐘的無氧運動，並攝取適量的蛋白質飲食，可以有助於維持肌力和延緩衰老的效果。

從「原子習慣」的概念，逐步建立運動習慣，預防肌少症

如果你現在還沒有養成規律運動的習慣，以下幾種方式協助你養成運動習慣：

1 先從每天15至30分鐘開始做起

找兩項自己可接受的運動輪流進行，最好選擇可在家執行、不受天氣影響的運動為佳，無論多簡單都可以，例如跑步機、踏步機、瑜伽、深蹲，如果有同伴陪伴運動效果會更好。

2 依照自己作息選一個固定的時段

增加規律感，例如起床吃飽後、中午休息時間，或是下班回家前去運動，由於運動時間只有15-30分鐘，因此必須告誡自己「無論有多忙或多累都要完成運動」，如果到睡前都沒有做到運動，也要拿出瑜伽墊伸展15分鐘，才算完成今日運動項目。

3 使用記錄工具來記錄運動時數與種類

　　有助於約束自己，例如我常用運動紀錄APP（MySports）來記錄運動時間，初期為了維持進度，就算再累我也會完成每日運動，藉此督促自己，到最後反而變成一日不運動就感覺身體怪怪的，接著，運動時間就會從15分鐘拉長到30分鐘甚至更長，運動習慣就自然養成了。其他的運動紀錄APP如MyFitnessPal、Fitbod、Strong等，使用者風評都不錯，可以參考。

4 用零碎的時間來累積運動時數

　　例如通勤上班者搭公車提前一站下車，再快走到達目的地，工作場合有樓梯，就用爬樓梯取代電梯，再加上去休息室伸展5分鐘，這樣累積的運動時數也可達15分鐘，然後再記錄於APP上，這樣也算完成每日的運動時數。

　　仔細觀察生活中可運用的機會，只要找方式，要養成規律運動習慣不是難事。

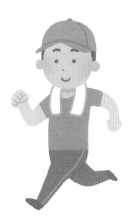

生活中真實案例

恢復健康的阿公

曾經有一位65歲的阿公給我留下了深刻的印象。我第一次見到他時，他帶著ㄇ字型助行器進入健身房，在家人的扶持下，他緩慢地走到跑步機上。他的行動不太靈活，看起來好像隨時都有可能跌倒。然而，觀察了一段時間後，我發現他對健身器材的操作非常熟練，而且非常小心謹慎，不讓自己跌倒。之後，我經常看到他在跑步機上慢步行走。經過了五個月後的某一天，他竟然在跑步機上小跑起來，讓我非常驚訝。

原來，他曾經因為不注意飲食和運動而患了嚴重的腦中風。當時，他經歷了死亡的邊緣，躺在醫院的病床上，看著兒女為他擔心哭泣，卻無法安慰他們，甚至連上廁所都需要別人的幫助，這讓他非常沮喪，一度放棄求生。但最後，在兒女的鼓勵下，他走上了復健之路。中風後，他原本連話都說不清楚，但到最後，能夠和我談論這些心路歷程。他對自己的堅持感到非常自豪，他說「我現在吃得很健康」、「我早餐、中餐、晚餐後都會來快走」。他現在比其他人更能體會健康飲食與規律運動的重要性。

逆齡要知道的四大關鍵

關鍵四　良好睡眠品質

　　睡眠對身心健康的重要性不容忽視。隨著年齡增加，熬夜後隔天精神更是衰退不少，至少要保養兩三天才能補回元氣。睡眠不足的隔天即使保養品擦得再勤，都無法消除黑眼圈，膚況也不好，對於外表的影響極大。長期睡眠不良也容易產生口臭，進而影響人際關係。

　　睡眠不足不僅會影響外觀，還會對健康產生負面影響。阿茲海默症就是一個很好的例子，研究指出，阿茲海默症患者腦中 β 類澱粉蛋白質沉積較嚴重。然而，當人體進入深度睡眠（deep sleep）時，腦脊液會清除 β 類澱粉蛋白質，幫助提升大腦認知功能，降低罹患阿茲海默症的風險，因此，良好睡眠習慣也可避免腦部老化。另外，血管的保健與睡眠也有關係，研究顯示長期睡眠不足或睡眠品質差，會增加心血管疾病與中風的發生率。

　　睡眠時間不足容易導致體重增加。一項流行病學研究顯示，睡眠時間短是「體重增加」的危險因子，研究人員收集80

名超重的受試者，且這些受試者平日睡眠時間少於6.5小時，把他們分為兩組，規定一組睡眠時間延長為8.5小時，另一組則不變，經過兩週後發現，睡眠延長者每天平均可減少攝取270大卡，有些受試者甚至減少500大卡，推測在睡眠不足的情況下，大腦對於垃圾食物或是碳水化合物需求會增加，而增加肥胖的機率。另有研究顯示，每日睡眠不足6小時也會影響脂肪細胞分泌瘦體素，讓身體常感到飢餓，攝取過多食物及熱量，更容易罹患肥胖或三高慢性病。

最佳睡眠時間

美國國家睡眠基金會（National Sleep Foundation）建議，18歲到64歲的成人每天需要7至9小時的睡眠（包含午睡），65歲以上老年人則需要7至8小時。英國劍橋大學分析50萬位年齡介於38至73歲成人的睡眠模式、心理健康、幸福感的調查，以及認知測試，並取得近四萬位受試者的腦成像和遺傳數據，研究發現，7小時是對健康最有幫助的睡眠時間。

雖然人人都知道睡眠的好處，但總有無形壓力影響著睡眠品質，美國研究發現，在疫情期間許多人的睡眠時間變長，但睡眠品質反而下降，成為健康的隱憂。因此，所謂睡眠的最佳時間，主要是要看你睡得好不好，以及睡醒後的精神如何是最重要的，如果你睡得很久，醒來卻精神不好，代表睡眠品質

差，沒有足夠深度睡眠，一樣無法消除疲勞。

　　進入深度睡眠時，大腦與身體會進入低度活動狀態，此時心跳、呼吸與腦波都降到最低，人體感到放鬆，此時會分泌生長激素，促進生長，並修補人體受損的細胞、清除疲勞。一般深度睡眠占整個睡眠時間的15％至25％，如果深度睡眠時間過低，則代表你的睡眠品質不佳。有些智慧手環可偵測深度睡眠狀態，如果沒有手環監測，你也可以觀察醒來之後的身體狀態，例如醒來之後反而疲憊，或是感覺睡不飽，沒有精神，這都有可能是深層睡眠不足所致。

人老，也會睡不好？

　　年齡也會影響深度睡眠時間，褪黑激素是腦內松果體分泌的一種激素，可幫助睡眠，夜晚褪黑激素濃度升高，白天則會降低，嬰兒期3個月後褪黑激素濃度直線上升，直到過了青春期後才會下降，到了40歲之後，褪黑激素下降的速度更快，老年人約70歲之後褪黑激素濃度很低，因此年紀越大越難進入深眠。根據統計，成年人進入40歲後開始容易出現淺眠現象，到了50歲，進入深度睡眠的時間只有年輕時的一半，65歲以上的人，可能每晚平均只有30分鐘能進入深度睡眠，甚至有些人整個晚上完全沒有深度睡眠，如果睡眠不良的情況嚴重，建議尋求專業醫療協助改善症狀。

規律作息提升睡眠品質

睡眠品質的好壞受時間、溫度、環境、飲食等因素影響。參考美國國家睡眠基金會以及世界睡眠學會的建議,以下提供一些幫助改善睡眠品質的方法:

建立好眠環境

1. 寢室需要有良好的遮光設施,以保持絕對的黑暗。建議不要在寢室內使用小夜燈等光源。

2. 確保寢室內有良好的空調設備或室內通風,避免室內溫度過高。

3. 寢室應該是一個安靜的環境,避免使用有聲音的時鐘等物品。

4. 選擇合適的寢具,例如枕頭應貼合肩頸曲線,且高度及軟硬適中。對於過敏體質的人來說,可以選擇防塵蟎材質。

建立好眠習慣

1. 確保有固定的就寢和起床時間,有助於調節身體內部時鐘,建立健康的睡眠節律。

2. 午睡時間應該控制在45分鐘以內,避免影響晚上的睡眠質量。午睡時間也不應該過於晚,以免影響晚上的入睡時間。

3. 避免在睡前飲用含酒精、大量進食或飲用含咖啡因的飲料。在睡前1小時不要喝水，以免頻繁夜尿影響睡眠質量。

4. 適當運動可以促進睡眠質量，例如在睡前進行溫和的伸展運動有助於放鬆身心幫助入睡。但睡前請避免過度激烈的運動，例如高強度重量訓練或是間歇運動，這種激烈運動會刺激神經系統造成心跳加速，讓人變得較難入睡。

5. 白天適當地照射陽光可以幫助血清素的分泌，血清素是褪黑激素的前驅物，對於情緒和睡眠調節有益。建議每天至少照射30分鐘的陽光。

6. 建立睡前的放鬆儀式，如泡溫水澡、瑜伽、聆聽輕音樂等都有助於緩解壓力，放鬆身心，為入睡做好準備。

7. 讓身體知道床是用來休息的地方，減少在床上工作、遊戲、運動的機會。這有助於建立床與睡眠的聯繫，增加入睡和睡眠質量。

如果你有嚴重的睡眠障礙，已經影響生理健康甚至影響心理狀況，建議尋求醫療人員協助，例如睡眠障礙門診或身心科都可提供睡眠檢測服務，幫忙分析及解決問題。

舒眠營養素讓你擁有好睡眠

天然食物也有舒眠營養素，對於改善失眠問題也有一定的幫助，以下是6種舒眠營養素：

◤1 γ-氨基丁酸（GABA）

當人體進入深層睡眠時GABA會增加，使得人體的睡眠品質更好；當神經過度興奮時，GABA也能抑制神經系統過度興奮的情形，讓身心狀態更加舒緩。許多蔬果如番茄、十字花科蔬菜、香蕉等都含有GABA，另外，發芽米、糙米中含量也很豐富，發酵食品如紅麴、納豆、泡菜、味噌等也含有豐富的GABA。

◤2 色胺酸

褪黑激素是負責人體生物時鐘的荷爾蒙，合成過程是由色胺酸先轉化為血清素，到夜晚再合成為褪黑激素幫助人體入睡。因此，平時應均衡攝取乳製品如牛奶、奶酪，或是肉類、蛋、芝麻與堅果等含有色胺酸的食物，讓體內血清素含量正常，在夜晚時，褪黑激素即可正常分泌，進而提升睡眠品質。

◤3 鎂

缺乏鎂會使人情緒暴躁，導致入睡困難，因此應均衡攝取含鎂的食物，如深綠色蔬菜、南瓜子、芝麻、杏仁、腰果與全穀類等。

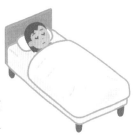

4 鈣

鈣質能使大腦壓抑興奮感，進而幫助入睡，如乳製品、豆類、小魚乾、黑芝麻與深色蔬菜等鈣質都很豐富。

5 維生素B群

人體缺乏維生素B3或B12會引起焦慮、易怒或睡不好的情況，因此維持體內B3與B12含量可減少失眠者夜間醒來的情形。而維生素B6是將血清素轉化成褪黑激素的重要輔酶，因此平時維生素B群的攝取應要足夠，可從肉類、乳製品、全穀類、堅果類、綠葉蔬菜等食物中攝取。

6 ω-3脂肪酸

ω-3脂肪酸能調節血清素分泌，釋放褪黑激素降低焦慮情況，能平緩情緒並改善睡眠品質。ω-3脂肪酸主要在魚類中含量較為豐富，素食者則可由核桃、亞麻仁油中獲取。

睡前喝牛奶是否可幫助入睡？

色胺酸可轉化為褪黑激素進而幫助睡眠，而牛奶中含有色胺酸，因此有些人認為睡前喝牛奶可幫助入睡。

然而，牛奶喝下肚後，色胺酸還要經過消化吸收，再傳到大腦轉化為褪黑激素啟動助眠效果，可能需要一至兩小時才有辦法完成。而且影響入睡的因素非常複雜，例如生活方式、個

體差異以及營養狀態不同，可能會產生不同的結果，因此，睡前喝牛奶對幫助入睡的成效，因人而異。

但實際上，有許多人喝了溫牛奶後變得較好入睡，這又是為什麼？推測有以下幾種可能：

1 心理作用

聽聞喝溫牛奶有效，因此對某些人來說，這個行為產生安撫、放鬆的安慰劑作用，在感到安心後，變得更好入睡。

2 胰島素分泌

喝下牛奶後，胰島素的分泌除了調控血糖，也會促進褪黑激素生成，使人昏昏欲睡，這也是每當吃飽後就會產生睡意的原因，因此吃東西後去睡覺，能讓人較好入睡。

3 儀式感養成

每個人的睡前儀式不同，例如洗澡、按摩、看電視，有的人則是藉由吃宵夜或喝牛奶來完成睡前儀式，進而睡得很好。

有人擔心睡前喝牛奶會越來越胖，因此不願嘗試。在我看來，能讓入睡困難的人找到讓自己安心、好入睡的儀式感，是一件好事。只要能把平時的飲食控制份量，例如把早餐的牛奶移到晚上喝，或白天時間別過量飲食，睡前喝一杯牛奶對總熱量不影響，則不會造成肥胖。無論如何，想要睡得好，最重要的還是應該採取全面的方法，包括調整生活方式、建立健康睡眠習慣、創造適合入睡環境等，才能真正改善睡眠情況。

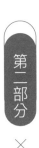

第二部分

×

隨著年齡漸增，會出現的小毛病 和飲食調理重點

徵狀

腦力、肌力、頭髮、皮膚、視力、牙齒、骨骼

呼吸系統、消化系統、泌尿系統、高血壓

糖尿病、內分泌、更年期、自律神經

一起健康變老！

進入40歲之後，即使你再不願意，身體退化的現象仍越來越明顯，雖然我們無法停止身體老化，但我們可以採取措施來延緩老化的速度，以健康的方式變老。為了實現逆齡計畫，我們可以遵循以下四個步驟：

① 提起動機

整理家族病史，找出可能的遺傳疾病並提早預防。例如，如果家族病史中有高血壓或中風，我們就應該注意血管的老化情況，保持健康的體態避免肥胖，以延緩高血壓發作的時間。如果家族病史中有肺癌，我們就應該注意呼吸系統的健康，避免二手菸或抽菸，定期健檢，維持健康飲食型態，以防止癌細胞的發生。

② 正確知識

有疾病問題應詢問專業人士建議，不盲目追求似是而非的理論。在找出家族病史後，應定期至醫院做健康檢查，尋求專業醫療建議，不要隨意上網找資料嚇自己或吃偏方補身體，反而吃出問題。曾經有個病患的爸爸因肝癌去世，他擔心自己肝也有問題，便拿親友在吃的藥材補身體，由於藥材並非適合自己的體質，沒多久後就出現腹痛及黃疸，反造成肝發炎，得不償失。

3 觀察身體

　　不要忽略自身的小毛病，特別是與家族病史相關的隱憂。慢性病通常症狀很不明顯，因此最容易被忽略，中年人常因忙碌便忽略小病痛，例如出現不明原因的耳鳴或頭疼時，很多人會以為是睡眠不足或壓力大所致，殊不知這可能是高血壓的前兆，等到耳鳴頻率漸增，甚至發現心律不整或腎臟功能不全時，才發現已經罹患高血壓很久了。

4 訂定目標

　　知道家族病史後，學習正確疾病知識，並學會觀察身體的小毛病，就要替自己訂立目標，例如減肥、規律運動、健康飲食等，每年設定目標，調整飲食與作息並觀察結果，隨時修正做法，才能遠離不健康的老化。

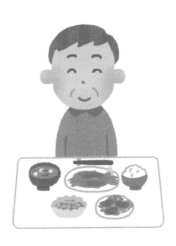

徵狀1

是失智還是健忘？我的大腦衰退了嗎？

關女士今年66歲，有多年高血壓，目前用藥控制良好，沒有其他疾病史。平時在家中打理家人的起居、陪伴兒孫享受天倫之樂，她很會煮美食，但菜色多為肉類，且油膩又重口味，因此全家大小都是胖胖的體型。她沒有運動的習慣，只有經常走路去買菜或購物的活動量，一到兩個月會有一次與朋友出遊或聚會等休閒活動，一直以來，她都過得舒心順意，沒有什麼大煩惱。

不過，最近關女士出現了一個困擾的症狀，大約半年前開始出現健忘情形，例如曾經忘了關爐火就出門買菜，差點釀成大禍，出門忘了帶鑰匙的事件已經發生超過五次以上，還有跟朋友出遊時上錯遊覽車。最近一次大事件是走在街上，曾出現短暫的失憶情形，一時之間不知道自己為什麼要來這裡，也不認識身邊的人事物，過了一小時之後才恢復正常，但之後變得恍惚，不確定剛剛發生的事到底是不是真實的。

關女士感到非常緊張，後來去神經科檢查很多次，醫生確認腦神經沒有什麼問題，但關女士仍然很擔心這是否為失智症的前兆？想知道是否有什麼食物吃了可以讓記憶力變好，或預防失智？

人的大腦記憶力巔峰是20歲左右，之後會開始逐漸下降，隨年齡增加，大腦逐漸老化，血液流動變慢，使海馬迴的運作不佳，因此記憶力變差或遲鈍等症狀就會出現，因此老化的確會造成記憶力衰退，但記憶力衰退不代表罹患失智症，這種健忘是老化一種現象，此時仍然可以透過寫筆記或藉由別人提醒而回想起來，但罹患失智症的失憶則是對某些人事物完全失去印象，無論別人怎麼提醒都無法想起來，就像電腦有一部分硬碟損壞，資料不見了一樣，如果是這種情況才可能罹患失智症。失智症是一種智力功能障礙，包括認知能力、學習能力、記憶力和溝通能力等的衰退，其中失憶是症狀之一。儘管健忘和失智的失憶症狀不完全相同，但健忘是失智症早期的常見症狀之一，因此有必要警惕和預防失智症。此外，注意腦部健康對於預防失智症也是非常重要的。

關於短暫失憶，有一種全面性短暫失憶症（Transient Global Amnesia；TGA），其症狀跟關女士情形相似，TGA的致病原因可能與血管阻塞或腦部放電有關，誘發成因可能是情緒不穩（如焦慮或心理壓力）或遭受刺激，例如泡溫泉（熱）、寒冷（冷）等，劇烈的疼痛也有可能誘發。根據統計，TGA復發的機率不高，許多人只有一次經驗，只有少數比例患者有第二次發作，但TAG對其他身體健康不會造成影響，但仍建議定期回診追蹤，並平時保持放鬆心情與正常作息，多加觀察。

　　唯獨關女士比較需要關注的是高血壓，因為全面性短暫失憶症的起因可能與腦部供應血液和氧氣不穩定有關，而高血壓患者容易有血管老化或阻塞的問題，再加上關女士體型偏肥胖，飲食油膩又重鹹，更需要注意血管的老化對大腦運作的影響。因此，最根本的方法是持續追蹤高血壓的進展，並控制飲食和保持適當的體重。

飲食調理重點

　　至於是否有食物可以增加記憶力？其實沒有食物可以增強記憶力，但吃對好油脂對大腦的健康非常有幫助。人腦組織有60％以上都是脂肪，脂肪是構成腦神經系統的重要成分，而當過度攝取飽和脂肪酸時，易使思考變慢、不利學習與記憶。腦細胞喜歡多元不飽和脂肪酸，這是維持思路順暢的一種營養素，因此選擇好的油脂很重要。腦細胞也不需要過多的精緻澱粉或精緻糖，因為這些精緻糖容易造成血糖急速上升，大腦的血糖忽高忽低時會讓人昏沉沉的，也容易造成情緒不穩定，因此要避免過量攝取甜食。

　　關女士體型過胖，長年以來的烹調方式偏油膩及重口味，造就肥胖與高血壓的危險因子，這些危險因子也會加速腦神經老化。研究指出，預防失智的麥得飲食法（MIND Diet）結合地中海飲食和得舒飲食的特點，可延緩認知功能退化，降低慢性病罹患風險，因此，建議關女士參考麥得飲食法，針對其飲食習慣進行以下改善：

1 攝取多元不飽和脂肪酸，少飽和脂肪酸

關女士喜歡油炸油煎的烹調法必須改掉，改為蒸煮等料理法降低烹調用油，並避免攝取過多動物油，肉類改選白肉類或魚類，因為白肉的飽和脂肪酸較紅肉少，而魚類也含有較多ω-3脂肪酸，建議每週攝取3到4次魚類，而在吃魚類時建議選擇煮湯或清蒸的方式，因為這些方法能更好地保留ω-3脂肪酸。另外提醒，由於海洋生態受破壞，可能會有甲基汞殘留在大型魚類體內，因此每週食用大型魚類（旗魚、鮭魚、鮪魚）的次數不應超過兩次，建議改吃小型魚，例如虱目魚、鱸魚、石斑魚和秋刀魚，這些小型魚類不僅含有ω-3脂肪酸，還能避免甲基汞殘留等問題。

此外，還要均衡攝取植物性來源的ω-3脂肪酸，主要是在堅果種子中含量較多，如胡桃、奇亞籽、亞麻仁籽等，例如，拌生菜沙拉時改用亞麻仁油，或每日食用一掌心堅果以攝取適量優質脂肪酸。堅果亦富含維生素E，維生素E有抗氧化功能，能保護腦部細胞，避免被自由基攻擊，有助提升認知能力、增強記憶力、預防腦部衰退。

2 全穀雜糧類取代精緻澱粉

雜糧類的維生素B群含量比白米飯豐富，例如維生素B1可提高記憶力與專注力，維生素B6與B12與腦神經合成傳遞物有關，幫助神經傳達，對腦神經發展有益處。關女士平時的早餐

是吃稀飯或饅頭配前一晚的剩菜或醬瓜，主食類偏精緻化的澱粉類，建議可改攝取高纖維的主食類如雜糧粥取代白粥，或是以馬鈴薯、南瓜、地瓜取代饅頭，都是攝取高纖維主食類的好辦法。

3 每餐攝取1碗深色蔬菜，每天1至2份水果

蔬果裡面有豐富的抗氧化營養素，例如維生素C與植物多酚，且多纖維質有助於排便順暢和增加飽足感，幫助體重控制。建議盡量選擇深色或深紫色蔬菜，例如紫甘藍、紫花椰、茄子等，因為它們含有豐富的花青素，紫色的水果如葡萄、藍莓也富含花青素，花青素是強抗氧化劑，能保護大腦、避免氧化壓力傷害、防止腦神經衰老。

4 適量攝取膽鹼（Choline）

蛋黃中含有維持大腦健康所需的膽鹼，它能幫助人體合成神經傳導物質「乙醯膽鹼」，保護神經纖維細胞並改善大腦功能，例如早餐時可以吃一顆水煮蛋，這樣既營養又方便。如果沒有血脂肪代謝疾病，一天吃1到2顆雞蛋是沒問題的，其他食物如乳製品、牛、雞、魚、海鮮等都有膽鹼。而植物來源的膽鹼則在黃豆或豆腐中含量較多，其他食物，如菇類、皇帝豆、花椰菜、甘藍菜、小麥、藜麥、堅果等，也含有膽鹼，可適時加入飲食中。

健康充電站

靈活大腦的生活方式

1. 培養規律的運動習慣夠促進血液循環，增加氧氣和營養物質到達腦部，有助於維持腦部健康和擴大認知能力。

2. 要有恰當的休息，睡眠是大腦重要的休息時間，缺乏睡眠會影響大腦功能和思維能力。建議成年人每晚7-8小時的睡眠時間。

3. 均衡的飲食有助於提供足夠的營養物質，如蛋白質、脂肪和碳水化合物，以支持大腦的正常運作。此外，多攝取豐富抗氧化營養素的食物也有助於維護腦部健康。

4. 建立正向的心理狀態，保持積極樂觀的心態，有助於降低壓力和焦慮，促進大腦健康。

5. 避免不當使用科技產品，長時間使用電子產品如手機、電腦、平板電腦等，容易造成腦部疲勞和壓力，建議使用科技產品時要適當休息和控制使用時間。

6. 保有「活到老學到老」的學習態度，可讓大腦變得靈光。紐約的愛因斯坦醫學院研究發現，每週至少玩一次桌遊如西洋棋或橋牌的老年人，比不玩遊戲的老年人減少50%罹患失智症的機率。玩電動遊戲也可以訓練反應能力，並活絡大腦的神經。

7. 接觸新事物、創造新的體驗可以刺激感官發展，不要一成不變的過日子，要嘗試去沒去過的地方旅遊、吃不同的食物、體驗各種運動、參與社交活動或學習新樂器或舞蹈，當碰觸不熟悉的人事物時，腦神經會增加運作，增加多元認知。

8. 香菸中的尼古丁會影響腦神經健康，國際失智症協會（ADI）指出，65歲以上吸菸者罹患失智的風險遠高於已戒菸或從未吸菸者。多項研究也指出，吸菸是腦中風的危險因子，因此要避免抽菸及接觸二手菸。

徵狀2

蹲了站不起來，以為膝蓋退化竟是肌少症

潘女士今年65歲，身高156公分、體重45公斤，平時大多在家少出門，沒有運動習慣。近幾個月來體力不佳，食慾也降低了，最近因為吃得少，體重下降了1至2公斤。最近常感到身體痠痛或無力，有時候蹲下後站起來很吃力，走路沒多久就喊腳痛。去骨科檢查後，醫生說腳與膝蓋關節都沒太大問題，要多休息，開了一些消炎藥就回家，去新陳代謝科檢查也沒有三高或內分泌問題，醫生說要小心是肌少症，建議潘女士多吃高蛋白質的食物，並且增加運動。

潘女士想了解高蛋白食物該怎麼吃？她平時吃得很清淡，並以蔬菜居多，認為吃太多肉對身體不好，又聽說吃高蛋白腎臟會壞掉，家人買了蛋白粉，但潘女士很排斥不願意嘗試，到底該如何處理高蛋白飲食呢？

　　肌少症是老年人常見的問題，通常是因為吃的東西變少，加上沒有運動習慣，肌肉流失嚴重所造成。蛋白質是構成身體重要的原料，也是維持健康運作的基礎，蛋白質攝取不足會造

成免疫力下降、肌肉量下滑，以及指甲或頭髮易斷裂等不良症狀。依照潘女士的情形看來，長期只喜歡吃蔬菜類不喜歡吃肉類，的確有可能造成缺乏蛋白質的危機，然而，也不能因為缺乏蛋白質就盲目補充蛋白粉。既然潘女士不喜歡喝高蛋白飲料，那就從天然食物中攝取優質蛋白質，也不是要吃大量肉類才行，應該先找出適合自己的蛋白質攝取量，這樣才是最安全的作法。

依照活動量與需求，找出適合自己的蛋白質攝取量

每個人的蛋白質建議攝取量因體重、需求與活動量不同，簡單的計算方式可依照體重來計算。除了慢性腎病患者需要依照病情調整蛋白質攝取量外，健康人根據活動程度或需求不同，又可分為低、中、高活動量和運動員等級，蛋白質攝取量的分級如下：

	疾病者	健 康 人			
	腎病者	低活動量	中活動量	高活動量	運動員
每公斤體重	0.6～0.8克	0.8～1克	1～1.2克	1.2～1.5克	1.5～2克
以健康人舉例		1.2 × 45公斤＝54克			

＊ 腎病患者需要考慮多種因素，例如洗腎前後的蛋白質量差異較大，因此切勿使用此表計算自己的蛋白質攝取量，應根據病情、血液分析值與活動量諮詢營養師，來確定適當的攝取量。

一般健康的成年人，每天所需攝取的蛋白質量是「每公斤體重1.2克」。例如，潘女士的體重是45公斤，每天至少需要攝取54克的蛋白質（1.2×45 = 54）。

每35克肉類（大約3根手指頭大小）含有7克蛋白質，因此，攝取270克的肉類（約2個手掌大小）就可以獲得54克的蛋白質，達到基本的攝取量。實際上，人們每天攝取兩個手掌大小的肉類並不算多，在簡單獲得基本的健康教育、知識後，長者大多都能接受。

利用上表，一般健康成年人可依體重去計算每日蛋白質建議量，統整如下：

體重（公斤）	健康人每日蛋白質建議量（公克）			
	低活動量	中活動量	高活動量	運動員
40	32〜40	40〜48	48〜60	60〜80
50	40〜50	50〜60	60〜75	75〜100
60	48〜60	60〜72	72〜90	90〜120
70	56〜70	70〜84	84〜105	105〜140
80	64〜80	80〜96	96〜120	120〜160
90	72〜90	90〜108	108〜135	135〜180

優質蛋白質來源

進行高蛋白飲食若沒有慎選食材，可能會選到高脂的蛋白質食物，反而對健康造成危害。例如，選到油脂含量較高的肉類，如蹄膀、肥肉，或是加工品有較高的脂肪與糖含量，除了

越吃越胖，還可能造成血脂、血糖的異動。因此，建議可多選擇低脂的豆製品、魚類、瘦肉、蛋或低脂奶，來降低飲食中的脂肪。此外，還需搭配足夠的重量訓練，年長者可利用自身的體重做重量訓練，不使用有重量的運動器材以避免受傷。或是有教練隨側指導較安全。這樣才能把蛋白質轉變為肌肉，而不是轉變為脂肪囤積在身體上。

以下是較推薦的低脂高蛋白食材：

① 豆製品：豆腐、豆漿、毛豆、黃豆

② 蛋　類：雞蛋、鴨蛋

③ 瘦　肉：雞胸肉、豬里肌、牛腱

④ 海　鮮：魚肉、蝦、透抽、蛤

⑤ 奶　類：鮮奶、起司、無糖優酪乳

若長者的食量較低，建議於餐前不要喝太多液體，進食的順序可改為先吃肉類，再吃蔬菜與澱粉類，如此便可確保每餐吃的蛋白質足夠。

簡易蛋白質份量表　　　　　（以下每一份量有7公克蛋白質）

肉類	豆類	海鮮類	乳製品
雞、豬、牛、鴨、鵝，所有的肉類35公克皆為一份	嫩豆腐半塊	各種魚蝦肉35公克	鮮乳230ml
	無糖豆漿240ml	花枝55公克	優格230ml
雞蛋1顆	五香豆干2片	小魚干10公克	優酪乳170ml
雞棒棒腿1/2隻	毛豆仁50公克	牡蠣12顆	乳酪片1.5片
【舉例】早餐吃水煮蛋一顆＋鮮奶460ml，早餐的蛋白質則為21公克			

＊重量皆為生重，去骨、去殼後可食的重量

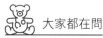 大家都在問

關於蛋白質的迷思

Q 什麼樣的人需要高蛋白飲食？

A 攝取每公斤體重1.5至2公克的蛋白質時即為高蛋白飲食。臨床上有以下症狀者，需食用高蛋白飲食：

① 經歷手術後，需要修復傷口、避免感染及提高免疫力者

② 嚴重創傷或燒傷患者

③ 因故蛋白質營養不良者（例如因特殊情況不吃蛋白質者）

④ 體重不足或營養不良的孕婦

⑤ 需要增肌的運動員或健身者

⑥ 肌少症患者

在臨床上，針對需求調整蛋白質攝取量非常重要，過多或過少都可能影響病情，如果你有特殊的需求或狀況，建議至醫療院所尋求專業的營養師協助，才能幫助你達到成效。

Q 一般健康成年人吃過量的蛋白質會傷腎嗎？

A 事實上，對於健康的人來說，高蛋白飲食不會造成危害。有文獻指出健康人可正常地將蛋白質代謝掉，然而，如果當事者患有腎臟問題或有隱性疾病卻不自知，例如有高血壓病史或三高家族遺傳等情況，或是代謝力隨年齡增長逐漸下降，攝取過量蛋白質確實會造成負擔。因此，在決定進行高蛋

白飲食之前，應先了解自己的家族病史，並且定期進行健康檢查。若在沒有定期追蹤血液分析值的情況下進行高蛋白飲食，可能會對健康造成負面影響。此外，對於老年人而言，由於臟器退化程度不一，因此不建議在沒有醫療人員監督下進行高蛋白飲食。

Q 高蛋白飲食會造成體臭、口臭嗎？

A 蛋白質經過腸胃道分解後會產生硫化物，如果一次進食大量的蛋白質，腸胃道消化酶分泌不足會造成消化不完全，讓腸道壞菌趁機分解蛋白質，便產生硫化氫、糞臭素等氣體，導致放出來的屁較臭，所以建議不要一次吃太多蛋白質，並搭配蔬菜、水果等食物一起進食。如果因為健身需要吃到大量蛋白質，可以緩慢分散地進食，細嚼慢嚥，讓腸胃道正常的分泌消化液，從而有效發揮消化功能，避免腸道壞菌分解蛋白質而產生氣體。

老年人的消化酵素分泌會變少，因此更難分解大量蛋白質。這也是「為什麼年輕時去吃到飽餐廳狂吃也不會胃脹？」但年紀大時，吃進大量食物會引起腸胃不適的原因。此外，蛋白質分解能力下降也會導致腸內細菌產生大量氨，進而引起口臭、體臭、糞便臭等情形。建議老年人選擇肉纖維較細短的肉類，例如魚類，並細嚼慢嚥，有助於消化。

徵狀3

小心翼翼梳髮，還是掉一堆頭髮

陳小姐今年42歲，身高160公分，體重52公斤。她曾經胖到68公斤，但後來透過飲食減肥成功，一直維持到現在，她較常吃奶蛋素，早餐會吃一顆白煮蛋加精力湯，每天都有吃蔬菜水果，現在比較少吃肉，如果有吃肉則以白肉（魚類）為主，不吃紅肉、肥肉與內臟類。此外，也有規律運動，每星期有一至兩次去健身房踩飛輪或參加健身課程。

半年前施打新冠肺炎疫苗後，陳小姐出現了發燒一天、食慾不振和暈眩的情形，然而，那一天之後就沒有特別症狀。之後又過了二個月，陳小姐開始出現嚴重的掉髮現象。她向家醫科醫師諮詢後，醫生說有可能是施打疫苗的副作用，通常會慢慢回復正常。醫生建議她再觀察一段日子，別太緊張。因此她回家後一直持續使用護髮用品保養，梳頭髮也很小心不用力過猛。然而，過了一個月仍然沒有好轉，洗髮時仍然出現超多掉髮。甚至最近，她的頭頂髮際線處已經依稀可見頭皮，讓她非常擔心是否有其他問題。陳小姐自認為平時的工作壓力並不是很大，她擔任秘書的工作雖然讓生活比較緊湊，偶爾公司研發新品時比較忙，但因為多年的工作經驗，這些壓力不至於影響生活。此外，她也沒有家族遺傳上的問題。因此，她想請問是否有營養缺失的問題？或者是否需要調整飲食？

　　有些新冠肺炎確診者或施打疫苗者確實有出現掉髮的現象，但經過休養後通常可以逐漸回復，陳小姐的生活作息正常，無失眠或過勞的情形，自覺無生活壓力，飲食也正常，沒有家族遺傳疾病或服用特殊藥物，但仍持續出現掉髮問題，看著稀疏的髮際線實在是很令人困擾。

　　仔細詢問陳小姐的病歷與飲食內容後發現，她曾經有過貧血病史，造成暈眩。當時她以為是工作忙碌沒吃東西而造成的暫時暈眩，所以沒有在意。但由於長期不吃肉，且為了控制體型而低熱量攝取，蛋白質和鐵質的攝取量有所下降，因此造成缺鐵性貧血。後續因為沒有出現不適症狀，她也沒有調整飲食型態。因此，推測她可能是因為蛋白質和鐵質攝取不足而引起掉髮問題。建議調整平日飲食的鐵質攝取量，並增加蛋白質的攝取量。經過兩星期的調整後，陳小姐逐漸改善了掉髮情況，證實了蛋白質和鐵質攝取不足是問題所在。

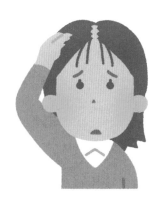

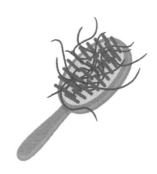

飲食調理重點

　　除了壓力、失眠等不良生活狀況，女性隨著年齡增加到40至50歲時，也容易因雌性激素減少或荷爾蒙失去平衡而開始出現掉髮的情形。若再加上營養素不均衡，掉髮的情況將更加嚴重。進入熟齡期的女性若有嚴重掉髮或大量白髮的問題，請檢視是否缺乏以下營養素：

1 蛋白質

　　頭髮的成分主要由蛋白質所構成，蛋白質攝取不足時，頭髮的生長就會受限制，可能導致髮質變得易脆，甚至掉髮。根據衛生福利部國民衛生署的建議，每餐至少要攝取一掌心的豆魚蛋肉類才足夠。為了避免構成頭髮的原料不足，攝取足夠的蛋白質是非常重要的。例如，陳小姐的蛋白質攝取以豆製品為主，但因家人做的菜太油膩她不喜歡吃，因此經常只吃蔬菜類，長期下來就造成蛋白質攝取不足。我便指導她一餐至少吃

一掌心的豆製品，或者選擇雞蛋等蛋白質豐富的食品，以充分補充蛋白質的不足。再次提醒大家，許多女性在減肥時會出現掉髮的情況，通常是因為節食導致蛋白質攝取不足或營養失衡所導致的。因此，如果你想通過飲食控制體重，請務必諮詢營養師，設計適合自己的菜單，以確保減肥過程中不會影響到健康。

2 鋅

　　毛髮的生長與修復需要鋅的協助，且鋅也是蛋白質製造過程中的必需營養素。食物中含鋅量較高的食物為甲殼海鮮類如牡蠣與蝦子等，此外內臟、紅肉類、蛋和魚肉等含量也豐富。而含鋅量較高的植物性食物包括全穀類、小麥胚芽和堅果類如腰果、杏仁、南瓜子和松子等。這些食物尤其適合素食者來補充營養。例如，可以在喝豆漿時加入一些堅果粉來增加攝取的鋅量。

3 鐵

　　研究證實，缺鐵時會造成掉髮或指甲變脆的情形，且女性因為經期的影響，易使鐵質慢慢流失，如果不注意補充鐵質，很容易造成缺鐵性貧血而不自知。動物性來源鐵質較容易被人體吸收，如豬肉或牛肉、豬肝或牛肝、牡蠣與貝類。相較之下，人體對植物性鐵質的吸收率較低，因此像陳小姐這種素食

者如果不特別注意，很容易缺乏鐵質。高鐵質的植物性食物包括黑豆、毛豆、紅豆、綠葉蔬菜、紅鳳菜、全穀類、紫菜、花生、芝麻等，可以適當地加入飲食中以增加鐵含量。

值得特別注意的是，攝取富含鐵含量的食物時，如果能夠搭配富含維生素C的食物，可以增加鐵質的吸收率。例如，飯後吃顆高維生素C的奇異果即可增加當餐鐵質的吸收率。另外，咖啡和茶飲中的單寧酸會和食物中的鐵結合，降低鐵質的吸收率，因此缺鐵的人要注意不要在用餐時飲用咖啡或茶。

4 維生素B群

維生素B群與能量代謝、蛋白質合成、產生紅血球等有關，缺乏維生素B群會影響紅血球攜帶氧氣至頭皮和毛囊的能力，從而導致頭髮缺乏營養而掉落。因此，可以多食用全穀類、深綠色蔬菜、瘦肉、豆類、杏仁、核桃等，以補充維生素B群，有助於改善頭皮環境並促進頭髮生長。例如，可以將白米飯換成雜糧飯，白吐司換成全麥土司，這也可以提高維生素B群的攝取比例。此外，還有一點需要特別注意，生蛋白中的抗生物素會影響維生素B7的吸收，因此易掉髮者應該避免食用生蛋白。

5 維生素C

維生素C是一種抗氧化劑，能夠降低因自由基引起的氧化壓力。此外，維生素C還能幫助人體吸收鐵質和促進膠原蛋白的合成，因此是一種非常重要的營養素。維生素C含量較豐富的食物主要是蔬菜和水果，例如蘋果、草莓、芭樂、彩椒和青花菜等。每餐攝取蔬菜並搭配一份水果，即可補足日常所需的維生素C。值得注意的是，維生素C較易受熱和光的影響，因此建議直接食用新鮮水果來補充維生素C，不要將水果打成果汁以免營養素流失。

為了頭髮的健康，除了維持健康均衡的飲食外，還需要為頭髮做適當的保護。例如避免太陽曝曬太久，減少吹風、燙髮或用力拉扯頭髮，保持正常作息、規律運動和充足的睡眠，以幫助荷爾蒙達到平衡。壓力大的人要盡量減少壓力，保持放鬆的心情，以降低落髮的可能性。如果掉髮嚴重要盡早就醫，可以透過抽血找出缺乏的營養素再進行補充，效果會更明顯。

另外，如果想要頭髮更健康，可以試試使用天然的洗髮精和護髮素，以減少頭髮接觸到化學成分的機會。另外，選擇頭髮造型產品時，也應注意產品的成分，減少使用含有酒精和其他化學物質的產品。

徵狀4

過了青春期卻還是狂長痘，痘疤、暗沉好惱人

楚小姐是37歲女性，從小就容易長痘痘。原本以為長大之後會好一些，但沒想到青春痘卻一直跟到現在，念書時期以為是睡眠不足或壓力大所造成的就忽略，出社會後買了比較好的保養品，也有臉部清潔的概念，加上定期回診皮膚科治療，到現在只剩下生理期前後長痘或換季長痘，但每次長了痘痘後，要等好久痘疤才會消下去，而下次生理期隨即到來便又開始長痘，幾乎沒有完全皮膚好的狀態。現在楚小姐的皮膚暗沉、粗糙、膚色不均，疫情期間戴口罩還可以擋住臉，但現在疫情趨緩，不戴口罩的時間變多了，心裡反倒有點不安，常常感到沮喪。聽說不要吃巧克力、花生等食物，他也都沒吃，但效果還是不好，不知道是否飲食部分有什麼可以注意的地方？或是有什麼食物吃了可以保養皮膚，聽說膠原蛋白吃了有用，是否需要補充？

　　許多痘痘肌患者是油性皮膚，在生理期前因荷爾蒙讓皮脂腺分泌旺盛，若沒有清潔乾淨易造成毛囊阻塞，馬上就會發

炎、冒出大顆痘痘，因此在生理期前應特別小心，避免熬夜或壓力，並注意臉部清潔。還有，要減少甜食的頻率，因為過度攝取高糖食物會讓皮膚角質增生、毛囊異常，也會刺激雄性激素生成而易長痘。此外，過度攝取糖也會讓皮膚中糖化終產物（AGEs）增加，加速皮膚老化。例如，有些人皮膚特別敏感，昨天吃了很多蛋糕甜點，隔天馬上冒大痘痘，這都可能是高糖食物所引起的反應。

　　多元不飽和脂肪酸比例失衡也會促發炎。市售零食（如油炸洋芋片、餅乾）或炸物與加工品含較多ω-6脂肪酸，吃太多時會讓體內ω-3、ω-6和ω-9脂肪酸比例不均，而造成慢性發炎反應，對皮膚的傷害則是導致痘痘產生或加速皮膚發炎，因此，當皮膚狀況不穩定時，應減少過多ω-6脂肪酸的食物，改攝取ω-3脂肪酸，例如魚油、堅果、亞麻仁油，以及ω-9脂肪酸如橄欖油、酪梨，調整發炎現象。

　　楚小姐為了皮膚狀況不敢吃巧克力，其實吃塊巧克力並非罪大惡極之事，且可可中的多酚類化合物還能抗發炎、舒緩情緒，只要避開含糖量高的巧克力，改選可可成份達80％以上的即可。而花生的確是ω-6脂肪酸較高的堅果種子類，易發炎者可減少攝取量。

　　有些人則是對乳製品有特別的反應，研究指出牛奶含乳糖及類胰島素生長激素，過多攝取時會刺激胰島素大量分泌，

而間接影響皮脂腺分泌油脂、雄性激素活性增加，促成痘痘生成，其中以低脂或脫脂奶的影響比全脂奶更大，喝越多也越容易有顯著差異。因此建議嚴重痘痘肌者減少奶類攝取，或改喝全脂奶並限制份量，一天1杯240cc即可。楚小姐每天早上會喝一杯拿鐵，我請她先不要加牛奶，換成黑咖啡，乳製品如優格、起司、奶酪等也減少食用，並且減少甜食的攝取。持續兩星期後，粉刺痘痘出現的狀況減少很多，再加上清潔徹底與消炎藥物的使用，臉部皮膚就沒有發炎狀況了。

有些重訓者會喝乳清蛋白來幫助增肌，卻發現會因此刺激痘痘的發作，停止飲用或減少份量後則有緩解的情形。若你被痘痘困擾著，同時又攝取這類食物時，建議可以停用一陣子，看看是否有緩解的現象。

飲食調理重點

千萬別等皮膚出狀況才來保養，想要健康的皮膚，平時除了使用適合的保養品、避免長期曝曬、避免過度清潔、保持充足睡眠及攝取適當水分外，吃對營養素更能提高肌膚的防禦力以及延緩肌膚老化。以下七種營養素對肌膚有益，請均衡攝取：

1 維生素E

維生素E具有抗氧化能力，能有效增加皮膚的抵抗力。它

主要存在於堅果、橄欖油等油脂類食物中，也可在黃豆、豌豆、雞蛋中找到。一般均衡飲食者通常不會缺乏維生素E。由於維生素E是脂溶性維生素，過度攝取會在肝臟中累積，產生毒性反應，因此除非嚴重缺乏，否則建議一般人從食物中獲取足夠的維生素E，不要過度補充。

2 維生素C

維生素C除了具有抗氧化及減少黑色素形成的功效外，也是合成膠原蛋白的重要營養素。例如奇異果、芭樂、草莓、彩椒等蔬果中的維生素C含量皆很豐富，如果平時攝取蔬果較少的話，容易出現維生素C缺乏的情況，因此建議要定期攝取足夠的維生素C。

3 維生素A

維生素A為脂溶性維生素，也是一種抗氧化劑，可以幫助對抗自由基對皮膚的損傷，有助於延緩皮膚老化。維生素A有助於促進皮膚細胞生長和修復受損的組織，並具有抗炎作用，因此缺乏維生素A時容易有皮膚乾燥與容易感染的情形。維生素A對皮膚的好處非常多，因此平時應該保證攝入足夠的維生素A，從而維護皮膚的健康。雞蛋與豬肝、雞肝、雞心等動物內臟以及魚肉等肉類含量較多維生素A。植物內則是以β-胡蘿蔔素的型態存在，如彩椒、南瓜、木瓜等橘色蔬果中含量較多。

4 膳食纖維

　　膳食纖維可促進排便順暢，並維持腸道健康，避免廢物殘渣在腸道中停留太久，造成便秘等問題。便秘可能引發過敏反應，影響皮膚健康。研究發現，膳食纖維能夠減少發炎反應，降低慢性皮膚病的風險。蔬菜和水果都是豐富的膳食纖維來源，建議每天攝取兩份水果和三份蔬菜，以維持正常腸胃蠕動。

5 脂肪

　　皮膚下有一層脂肪具有保護作用，且油脂可以在皮膚表面形成一層保護膜，防止水分蒸發，因此能有效保濕皮膚。若長期缺乏油脂，會讓皮膚粗糙，失去光澤度，因此，攝取適量的油脂能夠使皮膚保濕、保護和維持彈性，對皮膚有益。但要注意攝取的油脂要適量且品質好，避免攝取過多飽和脂肪酸和 ω-6脂肪酸，這些脂肪酸過多會對皮膚造成負擔，例如，減少油炸物的攝取，因為油炸食品的 ω-6脂肪酸含量高，易增加皮膚發炎機會。相反地，要多攝取 ω-3脂肪酸含量高的食物，如堅果、印加果油和魚油等，以及 ω-9脂肪酸含量高的食物，如酪梨和橄欖油。只有攝取足量且品質良好的油脂，才能減少皮膚發炎的機會。

6 蛋白質

　　蛋白質是細胞內部組織的重要組成部分，有助於細胞的修復和生長，以維持皮膚的健康和彈性。人體消化道可以分解食物中的蛋白質成為胺基酸，胺基酸再去合成膠原蛋白，因此需

美麗祕方

欣儀營養師的自製食譜

綜合這些美顏營養素，我最常推薦的是自製堅果燕麥芝麻糊。堅果與黑芝麻中所含的維生素E與植化素可降低自由基對細胞的傷害，具有抗氧化作用；而脂肪酸也可以幫助肌膚保濕、預防肌膚出現皺紋。此外，燕麥含高量的水溶性纖維質，加上鮮奶中的優質蛋白，這道堅果燕麥芝麻糊是我最喜愛的養顏料理。做法非常簡單，只需將食材放入果汁機中攪拌成泥狀，再加熱煮熟即可。這道美味的天然食品是促進肌膚健康的好選擇。

材料

黑芝麻粉	100克
鮮奶	250cc
燕麥（或燕麥片）	50克
水	500cc
冰糖	30克
核桃、夏威夷果	共20克

做法

① 將燕麥、核桃、夏威夷果與水放入果汁機中攪打成泥狀。

② 將黑芝麻粉與堅果燕麥泥一起倒入鍋中，用小火加熱，加熱期間要不斷攪拌避免黏鍋。如果太濃稠，可自行加入水調整。

③ 煮至沸騰後加入鮮奶與適量的冰糖，煮沸後即可食用。

④ 喜歡吃稀一點的人可適度添加水量。

要多元的蛋白質才有足夠的胺基酸去合成膠原蛋白。優質的蛋白質如牛奶、雞蛋、雞肉、魚肉、豆類等多種食物，不要偏頗某一種蛋白質食物，建議每天吃各種原型豆魚蛋肉類即可獲得足夠且多元的胺基酸。

7 植化素

植化素能減少自由基對細胞的損傷，進而預防老化、強化心血管健康，以及具有防癌的功效。特別是花青素對於皮膚老化、細紋等保健效果顯著。黑色食物例如芝麻、藍莓、紫米或紫葡萄等，含有豐富的花青素，是不錯的選擇。建議可將這些食物適當地加入日常飲食中，例如食用紫米飯、芝麻糊等。

是否需要口服肌膚保健品？

你是否好奇「吃保健品對美肌是否有效？」以下整理一些常見的肌膚保健品成分，挑選市售產品時可自行斟酌看看是否需要補充。

1 玻尿酸

是人體結締組織與真皮層中扮演重要角色的物質，大部分存在於人體皮膚、關節和眼睛中。隨著年齡的增長，體內玻尿酸含量逐年下降，缺乏時會出現皮膚粗糙、眼睛乾澀或關節疼痛等現象。**玻尿酸具有很強的親水性，可以加入保養品中用於保濕，也可以以填充物的方式注射到皺紋處以達到改變容貌的效果。**此外，玻尿酸也可以通過口服的方式來補充。根據文

獻指出，口服玻尿酸後，玻尿酸能通過血液運輸到目標器官使用，而且不少研究顯示口服玻尿酸可以改善皮膚問題。根據衛福部的建議，每日口服玻尿酸的適宜劑量為80毫克。

2 膠原蛋白

很多人疑惑「吃膠原蛋白是否真的有效？」其實，補充膠原蛋白主要是提供人體生成膠原蛋白的原料，有了原料後，經過消化吸收才能再合成膠原蛋白，但如果連原料都攝取不足，人體內膠原蛋白的合成量當然較低，長期下來皮膚的保水度與彈性將大受影響。至於為什麼有些人「總覺得吃膠原蛋白好像沒什麼用？」可能是身體其他部位有損傷，或飲食不均衡缺乏營養，因此**你補進去的膠原蛋白優先被身體拿去修補其他部位**。例如，飲食中缺乏蛋白質讓肌肉生長受限，補進去的膠原蛋白就被分解成胺基酸再拿去合成肌肉。或是身體有創傷，急需胺基酸去修補傷口。人體在老化過程中，無論是否罹患疾病，其修復能力都會隨著年齡增長而下降。這是由於多種因素，例如自由基對細胞的損害，導致身體出現老化現象，像是血管壁變薄或失去彈性。在嚴重情況下，這可能導致臟器功能的部分損害，這些損害通常無法透過觀察外觀而被發現。此時，補充進去的蛋白質會先優先去修補這些內部損傷，根本不會送到肌膚上來達到保養的作用。因此平時應調整良好作息、吃健康飲食，維持身體健康之後，補充的膠原蛋白才能有效被用在改善肌膚狀況。

市面上膠原蛋白百百種，我通常會根據以下幾點去挑選膠原蛋白：

① **選擇小分子膠原蛋白**：若補充的膠原蛋白為大分子結構，則不易被人體吸收，因此2000～5000道爾頓小分子膠原蛋白是較適合的選擇，能夠更好地被吸收和利用。

② **具備「人體臨床實證」**：膠原蛋白是否能被人體吸收，以及對改善肌膚的效果是否經過科學實證，是重要的考量因素。只有具備科學實證的膠原蛋白才能夠真正發揮功效。

③ **是否添加維生素C**：維生素C是人體合成膠原蛋白過程中不可或缺的營養素，因此即使有膠原蛋白的原料，缺乏維生素C時合成的過程受阻，一樣效果不彰。如果產品裡沒有添加維生素C，你可以考慮自行從飲食裡補充。

④ **避免過度添加**：為了掩蓋膠原蛋白本身的腥味，添加過多人工香精反而增加人體負擔，因此選擇不添加非必要的化學香精是非常重要的。

3 穀胱甘肽

穀胱甘肽由麩胺酸（Glu）、半胱胺酸（Cys）與甘胺酸（Gly）三種胺基酸組成，可由人體自行合成，研究指出穀胱甘肽有很好的抗氧化作用，能夠降低紫外線對皮膚的傷害，抑制酪胺酸酶避免黑色素生成。除了飲食不均、壓力會造成穀胱

甘肽濃度下降外，隨著年紀增長，穀胱甘肽濃度也會下降，因此有人會選擇直接補充穀胱甘肽。但是補充後，經過人體消化分解，是否會直接影響皮膚中的黑色素仍需要更多實證才能判定。

4 賽洛美

賽洛美又稱神經醯胺，具有親水性與親油性，因此可以幫助肌膚保濕，添加在乳液中，可以進一步提高乳液的保濕能力。人體隨著年齡增加，神經醯胺會逐漸流失，因此皮膚的保濕度會逐漸降低。雖然食物如米、麥、玉米和豆類中都含有神經醯胺，但如果想要快速看到效果，可以選擇直接補充。選購產品時應留意其來源，動物性來源如牛和奶類不適用於素食者或乳類過敏者，建議選擇由植物萃取的產品以減少疑慮。

最後，提醒大家想要保養肌膚，不僅需要透過營養素補充，也要維持健康的飲食與作息，讓補充的原料往你所需的地方合成，並加強外在防護，如使用防曬和保濕產品，以降低皮膚被破壞的速度。只有透過綜合的保養方式，才能事半功倍地保養肌膚。

徵狀5

眼睛乾澀、易疲勞，人工淚液不離身會有依賴性？

李小姐是一位45歲女性，是一名會計師，當她工作量大的時候，一天有12小時都盯著電腦看，到了晚上回家陪孩子寫作業或看書時，眼睛就很容易感到疲勞、乾癢，甚至有時還會霧霧的看不清楚。過去，她習慣睡前使用手機追劇，但是隨著她的眼睛越來越模糊，她不再使用手機追劇了。然而，她的眼睛狀況仍未改善。最近，當她在夜間騎車時，發現她越來越看不清標示，因此擔心她可能有夜盲症。

她去看了眼科醫生，醫生告訴她不是夜盲症或乾眼症，但她的老花眼已達到100度，這是眼睛老化的現象。醫生建議李小姐多休息並定期追蹤，增加攝取含維生素A和魚油的食物，並使用人工淚液來預防乾癢。然而，她聽說人工淚液不能長期使用。她想知道是否有任何保護眼睛的飲食方法，或是葉黃素的產品是否有幫助。

老花眼是眼睛老化的現象，通常出現在40歲以上的人。當發現自己看書須拿遠一點才能看清楚，或是從遠方看近物時突

然找不到焦距，眼睛看久了容易疲倦，甚至視線越來越模糊，這些都可能是老化的現象，提醒我們要注意保養了。李小姐及時就醫找出原因，是很正確的行為，接著只要按照醫生指示配眼鏡、適當休息加上健康飲食，就可以延緩眼睛老化的狀況。

人工淚液可幫助眼睛濕潤，使用醫師開立的人工淚液並按照醫囑使用便不會有問題。有的人眼睛不舒服時會自行購買眼藥水，可能挑選到含有消炎成分（類固醇）的眼藥水，且在不確定問題之下就亂點藥，或是選到含防腐劑的人工淚液，不但徒勞無功，還可能傷害眼睛健康。因此，不能因為眼睛不舒服就擅自購買，應遵從眼科醫師醫囑才是正確的作法。

李小姐每天需要使用3C產品，因此建議她在工作期間找時間讓眼睛休息。例如，每打電腦30分鐘就起來走動、看看遠方，也可以用泡過38至40度溫水的毛巾熱敷眼睛5分鐘，幫助舒緩眼部疲勞。此外，補充足夠的營養素也非常重要，可以保養眼睛健康。

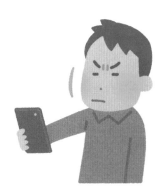

大家都在問

如何挑選葉黃素產品

平時飲食不均衡的人可能會選擇保健品來輔助，我認為老年人食慾較低，或是外食族很難控制飲食，因此營養素攝取確實會不足，在有預算的情形下選擇適合的保健品也無可厚非，不過請找**大廠製造、擁有原廠專利授權且經科學實證**的產品，以確保安全性。

經研究證實，葉黃素與玉米黃素比率為5：1時具有最佳的保護效果，其中游離型的葉黃素分子量較小，可直接從消化道被吸收，吸收率較酯化型葉黃素好，因此建議挑選含有**游離型葉黃素**的產品。至於在劑量方面，不是以多取勝，每日建議攝取6～10mg即可滿足需求，過量攝取葉黃素對健康無益。

除了補充葉黃素，其他輔助營養素也不可忽視，例如維持暗處視覺的維生素A、花青素，以及舒緩乾澀的DHA與EPA等，有了這些營養素的幫助將會事半功倍，因此挑選產品時務必要多方比較成分內容，保養起來才能更有感。

補充營養後，請記得搭配正常的作息習慣，避免熬夜與過度用眼，減少紫外線曝曬，做好防護，才能保護靈魂之窗。

飲食調理重點

　　天然食物中有許多珍貴的護眼營養素，多加注意飲食即可做好基礎保養。以下是一些常見的護眼營養素：

1 葉黃素與玉米黃素

　　眼球內的黃斑部需要葉黃素來吸收強光，避免視網膜損傷，因此葉黃素成了最常見的3C族護眼保養素。其實葉黃素與玉米黃素廣泛的存在於各種食物中，例如深綠色的菠菜、芥藍菜、綠花椰、地瓜葉，或是黃橘色的玉米、彩椒、胡蘿蔔、南瓜含量都不少，因此平時我很推薦每天都要吃到深綠色蔬菜來獲取足夠的葉黃素。此外，蛋黃中葉黃素的生物利用率較高，也是不錯的葉黃素來源，一天吃一顆雞蛋即足夠。葉黃素、玉米黃素屬脂溶性營養素，搭配含油脂的食物一起食用可提升吸收率。

2 維生素A

　　維生素A會轉化為視黃醇與視黃醛，與視紫循環（vision cycle）有極大影響，缺乏維生素A易導致夜盲症或乾眼症，李小姐夜晚視力不良，應注意是否維生素A食物吃不夠。動物

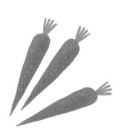

性來源的維生素A多在魚肝油或肝臟類食物裡，如雞肝、豬肝等，而魚肉、乳製品中也有維生素A。植物來源主要是深綠色及深黃色蔬菜水果，例如地瓜葉、胡蘿蔔、甘藷、南瓜、木瓜、芒果的維生素A含量都很多。

3 花青素

花青素幫助維生素A能夠與視蛋白結合成視紫質，缺乏花青素時視覺的敏感度下降，在夜晚的可見度降低，對視力影響不小。同時，花青素也是一種抗氧化劑，可減少自由基傷害，預防白內障或黃斑部退化。紫色的食物裡富含花青素，例如藍莓、葡萄、茄子、蔓越莓、黑桑葚、紫高麗。

4 DHA

眼球中的視網膜富含DHA，足夠DHA不僅能強化視網膜上感光細胞對光的反應，維持正常的視力功能，也可減少黃斑部病變的機會。DHA對於舒緩眼睛乾澀也有一定程度的幫助。深海魚類如鮭魚、鯖魚、秋刀魚、鮪魚等，含有豐富的ω-3多元不飽和脂肪酸DHA。

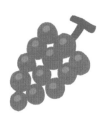

5 維生素E

　　維生素E、β-胡蘿蔔素與維生素C在一起可以發揮強大的抗氧化力，減少自由基的傷害延緩眼睛老化。油脂類的食物富含維生素E，如堅果類、橄欖油、葵花子油、胚芽、全穀類。

6 維生素C

　　維生素C是構成黏蛋白與製造淚液的重要原料，黏蛋白可幫助淚液包覆眼睛而產生保護作用。且維生素C有抗氧化作用，能防止視網膜受到紫外線傷害，助於預防白內障等眼睛疾病。蔬菜水果中維生素C含量都不少，例如彩椒、花椰菜、小番茄、芭樂等，維生素C對熱較敏感，建議可生吃的食材盡量生吃保持營養。

　　綜合以上可知，只要做到均衡的彩虹飲食、每日5種蔬菜與1～2種水果、堅果每日吃一把，護眼必備營養素你就會全吃到了。選堅果時要注意「無調味、低溫烘焙」的堅果，才能完整保留食材的營養。市面上還有方便的堅果隨手包，裡頭有包含藍莓乾或葡萄乾，剛好可攝取到花青素與葉黃素，一次攝取足夠的營養，是不錯的點心選擇。

牙齒也有中年危機，敏感齒、牙周病、牙齦炎都來了

古小姐今年45歲，長期有牙齒敏感的問題，大多是喝冰水或吃甜食會感到痠痛，尚可忍受。然而，在上個月刷牙時，她突然覺得某一顆牙變得非常敏感，感覺尖銳刺痛，讓她感到非常不舒服。照了鏡子後，她發現有一顆牙的牙根外露。隔天，她便約了牙科檢查。醫生告訴她，牙齦有萎縮現象，還有牙結石與蛀牙。經過治療後，牙根敏感的問題有所減少，但牙齦萎縮的狀況仍然存在。這讓古小姐的牙齒看起來非常長，甚至底部有點黃黃的，看起來很不美觀。現在，她不太敢開口大笑，聽說隨著年紀增長，牙齦萎縮的情況會更加嚴重。因此，她想請問，有什麼食物可以幫助恢復牙齦健康嗎？

許多人可能並不知道自己的牙齦出現了萎縮的現象，例如喝冷水時會感到牙齒痠軟疼痛、牙縫越來越大，甚至有牙根外露等等，這些都可能是牙齦萎縮的症狀。牙齦萎縮的原因有許多種，除了常見的牙周病外，還包括牙結石、不當的刷牙方式

和抽菸等。如果發現牙齦萎縮的情況，就應該請牙醫協助矯正這些問題，並定期進行洗牙和口腔檢查。同時，控制飲食也是很重要的，可以避免牙齦萎縮惡化。

正常的牙齦呈現粉紅色，形狀完整且有彈性，與牙齒緊密附著。老年人的牙齦易隨年齡增加而萎縮，而貧血者的牙齦顏色則較無血色，甚至呈現蒼白。發炎的牙齦則會出現紅腫、出血、與牙齒分離等情形。許多人以為牙齦出血只需要補充維生素C即足夠，但其實牙齦組織包含牙周韌帶、齒槽骨、牙齦、牙骨質，富含結締組織、膠原蛋白、膠質等，因此應針對牙齦組織的需求來做營養調整，才能真正預防牙齦萎縮。

飲食調理重點

以下4種是牙齦健康不可或缺的營養素，請檢視飲食是否有缺失的地方：

1 維生素C

維生素C攝取不足時，會出現牙齦出血的情形。維生素C主要存在於新鮮水果和蔬菜中，衛福部建議一般成年人的建議攝取量為100毫克，每天只要吃到2份水果和3份蔬菜，維生素C就不至於缺乏。蔬菜中，如青椒和彩椒含有豐富的維生素C，水果則包括芭樂、奇異果和柑橘類含量較豐富。特別注意的是，有些人每天會補充高劑量的維生素C（例如2000毫克／

日），但如果一段時間未補充高劑量的維生素C，身體會出現戒斷反應，例如牙齦腫脹、出血等壞血病症狀。建議想要戒掉高劑量維生素C的人可以逐漸減少食用量，避免戒斷反應。

② 膠原蛋白

牙齦的組成主要是膠原蛋白，隨著年齡增加，膠原蛋白流失也是造成牙齦萎縮的因素之一，因此蛋白質食物對於牙齦健康非常重要。但富含膠原蛋白的食物如豬腳、豬皮、豬耳朵、雞腳、雞皮、牛筋、魚皮等，通常也富含脂肪，食用時要注意份量以免攝取過多油脂，或者可選低脂的魚肉、雞肉、牛奶、雞蛋等蛋白質食物，並搭配足夠的維生素C，幫助膠原蛋白的合成。

③ ω–3脂肪酸

研究指出，經常攝取富含ω-3脂肪酸食物可降低罹患牙齦炎的機率，因為ω-3脂肪酸有助於抗發炎。因此，攝取富含ω-3脂肪酸的食物對牙齦炎有益。如果飲食缺乏ω-3脂肪酸，可以透過攝取深海魚、堅果、芝麻、亞麻仁油等食物來補充。

④ 維生素B2、B3（菸鹼酸）

缺乏維生素B2、B3時，容易出現口腔潰爛、嘴破、牙齦炎等症狀，通常出現在熬夜、生病、飲食不均衡、嗜酒者身上。當體內消耗過多營養素與能量，就會造成維生素B2、B3不

足。此時除了調整作息以外，補充維生素B2、B3也可幫助緩解症狀，食物中富含維生素B2的包含動物內臟、菇類、乳製品與魚貝類；食物中富含維生素B3的有菇類、肉類、魚類與堅果類。

　　正確的口腔清潔與定期回診是控制口腔健康的重點，再搭配均衡的營養，就可延緩牙齒與牙齦的老化，讓你在與人談話時都可放心微笑，恢復自信。

綠茶可保口腔健康嗎？

　　日本的研究指出，常喝綠茶的人牙齦比不喝綠茶的人健康。這是因為綠茶中的兒茶素具有抗氧化和抗菌作用，能在口腔中發揮作用。此外，綠茶中還含有氟化物，可以幫助形成保護牙齒琺瑯質的氟化物，對保護牙齒健康有幫助。另一方面，研究顯示紅茶中的多酚類和兒茶素等物質也具有防止細菌附著的效果，與綠茶具有同等作用。然而，為了避免蛀牙，應該避免飲用加糖的茶飲。此外，牙齒在pH5.5時容易受到侵蝕，因此飲用汽水、果汁、檸檬茶等酸性飲料時應注意停留時間不要過長，或者減少飲用次數。最好在吃完東西後用清水漱口，這樣可以有助於保持口腔健康。

徵狀7

已經每日吃鈣片了還是骨質流失？是哪裡出問題？

李女士今年68歲，身高158公分，體重65公斤，八年前健康檢查發現骨質密度較低（T評分為負2.0），醫生建議要喝牛奶補充鈣質，並建議規律運動來預防骨質疏鬆症。但因為不敢喝牛奶，於是家人買了鈣片（500毫克）每日補充一片。另外，只要天氣變天或稍微運動，關節就容易疼痛，所以也沒有養成運動的習慣。

上個月，李女士因車禍造成左大腿骨折，手術後醫生檢查發現她罹患了骨質疏鬆症。李女士感到非常困惑，她已經補充了好多年的鈣片卻無效，她懷疑是她家人買到品質不好的鈣片，或是因為每天喝咖啡導致身體無法吸收鈣質。此外，她也想知道關節疼痛是否與骨質疏鬆症有關，並詢問如何預防關節疼痛。

根據國民健康署的建議，成年人每天應攝取1000毫克的鈣質。然而，根據「106—109年國民營養健康狀況變遷調查」顯示，超過90％的國人鈣質攝取不足。由於東方人的飲食習慣和乳糖不耐症等因素，乳製品攝取量只有西方人的一半。在30歲

以後，成年人的鈣質會逐漸流失。女性在更年期後會更容易骨質流失，因此東方女性的骨質密度平均比西方女性低，更容易罹患骨質疏鬆症。

每天喝咖啡是否會讓鈣流失？

根據流行病學研究，咖啡因攝取與骨質流失或骨折的發生率相關性不大。但是，如果每天攝取超過4杯咖啡，並且有抽菸習慣，則骨質密度可能會下降。因此請不要喝過量的咖啡，並注意飲食中攝取足夠的鈣質，以避免鈣質流失的嚴重影響。

只補充鈣片有用嗎？

想要預防骨質疏鬆，單純補充鈣片是不夠的。適度曬太陽有助於將維生素D轉化成活性形式，進而幫助人體從腸道中吸收鈣質，避免因骨鈣合成不足而導致骨質疏鬆症，每日曬太陽15分鐘，即可獲得足夠的維生素D。此外，適當的負重運動也是不可或缺的，負重運動可以增加骨密度，強健肌肉，改善身體的協調與平衡，並降低跌倒與骨折風險。選擇抗壓負重性的運動，例如跑步、快走、跳舞、騎腳踏車等，且每次運動時間至少要持續30分鐘才能有效果。

對於像李女士這樣不喝牛奶，也不運動，長期缺乏戶外曬太陽的人，即使補充了鈣片，也可能因鈣吸收不良，加上年紀大而導致鈣質流失，無法讓鈣質留在身上。因此，最根本的解決辦法還是要從曬太陽、運動和飲食著手。

維生素K也需要

另有研究顯示，隨著維生素K攝取量愈高，骨折風險則愈低。維生素K可促使鈣沉積在骨骼中，減少鈣流失，因此骨質疏鬆症患者要注意維生素K的攝取。通常，維生素K1可從深綠色蔬菜中獲得，例如花椰菜、菠菜、地瓜葉等，而維生素K2則是通過肉類、乳製品或發酵食品獲得。健康的人體腸道菌也會幫助製造維生素K2，因此保持腸道健康也是獲得維生素K的方法之一。如果有腸道消化不良、腹瀉或便秘等問題，也會影響腸道的好菌生長。因此，腸道有問題者需要特別注意。

如何從飲食中增加天然鈣質攝取？

① 植物性食物中含有植酸和纖維，可能影響鈣質的吸收率，因此動物性食品中的鈣質更容易被人體吸收。例如鮮奶、優酪乳、優格、起司、吻仔魚、小魚乾、帶骨魚類、乾蝦米以及牡蠣等都含有豐富的鈣質。若因乳糖不耐症不能喝鮮奶，可以改喝無乳糖奶粉、優酪乳、優格或吃起司補充鈣質。平時可於煮濃湯或咖哩時加入奶粉或鮮奶取代奶油，利用優格製作生菜沙拉醬來取代美乃滋，吃義大利麵時適時撒上起司絲等都是增加鈣質的好辦法。

② 黃豆製品如豆腐、豆干等也含有較高的鈣質。此外，黃豆也富含異黃酮素，其結構類似於女性荷爾蒙。更年期後的婦女若適量攝取異黃酮素，可以預防骨鈣流失。例如，每日喝

一杯豆漿，每餐吃一份豆製品即可增加鈣質攝取。其他高鈣的植物性食物，如綠葉蔬菜、黑芝麻、海帶、髮菜等，也含有鈣質。例如，黑芝麻可以應用在料理中，在白飯上灑點黑芝麻，沖泡奶粉時加兩匙芝麻粉，烤魚片上撒黑芝麻等，都是增加鈣質攝取的小技巧。

　　特別提醒，根據英國研究指出，女性素食者相較葷食者，髖部骨折風險高出33％，推測可能因植物性食物鈣質來源有限，含量也比較低，因此容易鈣攝取不足。因此如果是全素食者，更要選擇適當的補鈣食物，例如傳統豆腐、黃豆、毛豆等，原型豆製品鈣含量會較素食加工品多，且要維持運動並曬太陽獲取維生素D，減少鈣質不足的危機。

 大家都在問

羊乳、牛乳、豆漿，哪個補鈣較有效率？

同樣240CC，羊乳、牛乳、豆漿的鈣質分別是265mg、250mg、34mg，因此羊乳的鈣質與牛乳相當，牛羊乳的補鈣效率皆比豆漿較高。而且，羊乳的中鏈脂肪酸較多，且含較好消化吸收的A2 β酪蛋白，對於消化不良的人來說是一大福音，因此，如果家中有年長者或小孩消化較弱，喝羊乳的吸收會比牛乳好。

③ 高鈣食物搭配高維生素C食物一起吃，可增加鈣質吸收。例如飯後吃一顆奇異果或柑橘類水果即可。維生素C亦可幫助膠原蛋白的形成，而骨基質中膠原蛋白是非常重要的成分之一，膠原蛋白能夠增強骨骼的韌性和彈性，同時它還有助於促進骨骼的再生和修復。因此，維生素C的存在不僅可增加鈣質吸收，也可幫助膠原蛋白的合成，有助於強化骨骼。

④ 碳酸飲料含有高磷，可能會妨礙鈣質吸收，進而增加骨質流失的風險。因此，對於患有骨質疏鬆症的人來說，應該盡量減少飲用碳酸飲料，以避免鈣質的流失。

⑤ 吸菸與吸二手菸也是造成骨質疏鬆的原因之一。尼古丁及香菸中的毒性物質會影響體內荷爾蒙、增加骨質流失，並破壞骨質再生，因此要儘早戒菸才能改善骨質流失的情形。

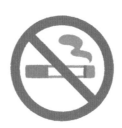

關節容易發炎者該如何預防？

1 注意保暖

留意氣象，準備保暖衣物，適時曬太陽。必要時，熱敷關節處。冬天室內溫度保持在19至25度，濕度保持在50至60％較舒適。

2 避免長時間維持同一個動作

例如低頭滑手機可能造成頸椎疼痛，或長時間打電腦可能造成手部肌腱炎。坐著看電視時要注意坐姿，並隨時伸展身體。這樣可以舒緩慣用手或慣用部位，減少發炎的機會。

3 規律運動

運動可促進血液循環、活動關節。運動前需做暖身，運動後要伸展放鬆肌肉。對於有關節問題的人，可選擇散步、健走、健身車、自行車、游泳、瑜伽和伸展運動，因為這些運動對關節的衝擊較小。

4 充足睡眠

睡眠可放鬆身體緊繃的肌肉，並有助於受損的關節修復。

5 控制體重

做好體重管理可避免膝關節損傷和減輕關節炎等症狀。

大家都在問

氣溫下降為何會造成關節不適，甚至疼痛？

有些人對於天氣變化很敏感，只要季節變換或下雨，關節的疼痛感就會提高。加上天氣寒冷時，減少活動量會讓關節僵硬。而對於有宿疾的人來說，氣溫下降可能會造成關節附近肌肉和血管收縮。若無法及時保溫和適時放鬆肌肉，血液循環就會變差，進而導致肌肉緊繃。長時間下來，甚至可能發炎導致疼痛。

保護關節的營養素

1 ω-3脂肪酸

ω-3脂肪酸可抑制發炎反應，深海魚如鮭魚、鮪魚、鯖魚、鯡魚等含量豐富，蔬食者可藉由核桃、亞麻仁籽、奇亞籽獲取ω-3脂肪酸。

2 膠原蛋白

膠原蛋白是軟骨的主要成分之一，膠原蛋白是一種多胜肽組成的蛋白質，因此每日攝取足夠的豆魚蛋肉類，再搭配富含維生素C的食物，在體內即可自行合成膠原蛋白。

3 維生素C

維生素C是一種抗氧化營養素，可保護關節免受損傷，且維生素C是合成膠原蛋白時的重要輔酶，如奇異果、柑橘類、芭樂等水果中含量豐富，水果中的多酚類也有助於抗發炎，每日吃兩份水果即可達到建議攝取量。

4 有機硫化物

MSM（甲基硫醯基甲烷）被認為能夠預防慢性發炎，食物中如高麗菜、花椰菜、芥藍菜、大蒜、洋蔥都含有豐富有機硫化物。

5 硒

可提升人體抗氧化能力，預防關節發炎。另有研究發現平日飲食硒含量較多者，骨質密度則越好，避免骨質疏鬆發生腰痠背痛或關節變形等問題。富含硒的食物，例如巴西豆、鮪魚、牛肉、內臟類、雞蛋、全穀類，其中巴西豆的硒含量很高，每日成人建議硒攝取量為55微克，而且巴西豆只要吃10克，就能達到每日建議攝取量的七成以上，適度攝取巴西豆可快速獲得所需營養。

徵狀8

動一下就好累，爬兩樓就喘到不行……

黃先生是一名工廠主管，今年55歲，身高171公分，體重77公斤，家族病史中祖母為高血壓患者，本身沒有抽菸與喝酒的習慣，但工作環境常有抽菸者。自從新冠肺炎確診後，總覺得喉嚨裡卡痰、有異物感，動不動就想咳一下。喉嚨不舒服的症狀在確診後已經持續一個月了，而且近來發現樓梯爬兩樓就開始喘，有心跳加速、呼吸困難的情形出現，肺活量有變差的現象，因為走快一點就很喘，所以也不想運動。另外，現在變得比以前更容易感冒，經常有喉嚨不舒服、鼻涕倒流等情形發生，感覺身體越來越不好、易疲勞。

他問，如果呼吸系統不好，加上長期暴露於二手菸的情況，是否有特殊的營養素可以幫助保養呼吸道？

　　肺活量會因體型、年齡、性別等因素而有所不同。你可以先與自己做比較，例如進行同樣運動時比以前更容易喘氣、呼吸困難等情況，這可能代表肺活量有下降。如果症狀逐漸惡化，擔心有肺部疾病如慢性阻塞性肺病（COPD）的可能，建

議尋求呼吸胸腔科醫師的診治。

　　若非肺臟問題，另一個可能的原因是心臟衰竭。心臟就像人體的引擎，負責推動血液到全身運作。但是，當心臟功能衰退時，引擎的動力不足，血液無法有效地流回全身，患者可能出現胸悶、疲勞、容易喘不過氣、下肢水腫等症狀。此時一定要前往心臟科接受檢查。

　　經檢查後，黃先生的心臟狀況正常，儘管其肺活量略微下降，但仍在正常範圍內。然而，黃先生罹患新冠肺炎後遺症影響了其呼吸功能。加上黃先生體重過重（BMI=26.3），且缺乏運動習慣，這可能會導致呼吸困難的症狀更加明顯。因此，黃先生應該著重於飲食控制和運動，以將體重控制在正常範圍內。根據其身高171公分，標準體重應為64.3至70.7公斤。通過降低體重並建立運動習慣，將有助於提高其心肺功能。

呼吸道的第一道防線：黏膜

　　每天吸入的空氣中，都充滿了許多病毒、細菌、灰塵、花粉或塵蟎。當這些異物進入呼吸道時，呼吸道黏膜組織的纖毛可以通過物理清除作用將異物往外推，同時黏膜中的免疫細胞可以進行殺菌作用，從而維持呼吸道的健康。

　　然而，當病毒攻擊力較強或病毒數量龐大時，呼吸道黏膜的防禦功能可能不足，這就可能造成呼吸道感染。當呼吸道黏

膜受損時,免疫力也會跟著下降,這是黃先生經常出現類似感染的原因。因此,平時應該隨時做好呼吸系統的防護措施。當黏膜受損時,戴口罩是第一步防護措施,同時補充水分,保持呼吸道黏膜濕潤,以健康的飲食維護呼吸系統的健康,提高防護力。

飲食調理重點

當呼吸道黏膜受損時,可以從以下方面進行預防:

1 維生素A

維生素A是一種脂溶性維生素,能夠維持上皮細胞完整,並修復黏膜細胞。維生素A存在於動物肝臟、魚類、乳品中,而在蔬菜和水果中的形式是β-胡蘿蔔素。人體可以將β-胡蘿蔔素轉換成維生素A以供代謝所需。當身體初次從重病中恢復時,呼吸道和腸道的黏膜更需要維生素A來進行修復。維生素A可以從豬肝、魚類、乳製品、深色蔬菜、彩椒、南瓜和木瓜中獲取,從而維持黏膜的健康。

2 維生素C

維生素C不僅具有抗氧化作用,還能強化免疫系統,有助於提升肺功能。建議多攝取新鮮的蔬果以獲取維生素C,例如奇異果、芭樂、彩椒等都是不錯的維生素C來源。

3 維生素E

維生素E是一種強效抗氧化劑，可以清除自由基，保護肺部細胞。維生素E在堅果類中含量豐富，每日食用一把手心大小的堅果即可獲取優質的維生素E。

4 維生素D

維生素D可調節免疫系統的功能，並有助於減輕發炎反應，這個發現對於減緩新冠肺炎引起的不良反應具有重要的應用價值。

5 ω-3脂肪酸

ω-3脂肪酸如DHA、EPA，除了能夠抑制發炎反應，還能夠幫助紓緩壓力，調節情緒。建議每星期至少攝取2-3次含有ω-3脂肪酸的魚類，如鯖魚、鮭魚、秋刀魚等。素食者可以選擇食用奇亞籽、亞麻仁籽、南瓜籽、核桃等植物食品以補充優質的脂肪。

6 有機硫化合物

有機硫化合物聞起來有一點刺鼻的味道，在洋蔥、大蒜、花椰菜、高麗菜等十字花科蔬菜中含量豐富，可以提高T細胞和巨噬細胞的活性，並增加自然殺手細胞數量，維護免疫功能。

另外，對於喉嚨經常發炎或長期暴露於空汙或二手菸環境的人，建議注意以下幾點：

① 減少食用油炸食物，因其易產生自由基，進而誘發慢性發炎，降低免疫力。

② 遠離二手菸，並盡可能戒菸，維持呼吸系統的健康。

③ 盡量選擇未加工的天然食物，減少食品添加物，降低身體發炎的機會。

④ 多做有氧運動，例如快走、TABATA、瑜伽、跑步、游泳、擴胸運動等，有助於強化心肺功能，每週至少三次運動可維持心肺健康。

⑤ 多喝水有助於維持代謝正常，人一天要喝多少水可用體重乘上30至35cc來計算，例如體重60公斤的成年人每日需攝取1800cc至2100cc的水量。對於運動量大或氣溫高的情況，建議增加300至500cc的水分攝取量。

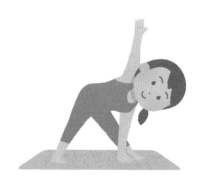

徵狀9

飯後總胃脹想吐，消化差連排便都不正常

林小姐今年35歲，是一位餐飲業服務員，身高161公分，體重50公斤。由於她的工作性質，吃飯時間往往不固定且短暫，導致她經常感到胃不適，如飯後胃痛、脹氣等，甚至需要長期食用胃藥。她的工作繁忙，晚上才有時間吃晚餐，然而通常在晚上9點之後進食，並在晚上11點前就寢。早上6點就要起床處理廚房事務。近年來，林小姐頻繁的胃痛加上便秘的問題讓她感到困擾，因此她去肝膽腸胃科做了胃鏡檢查，結果顯示胃部有些許瘜肉，但經過化驗確認是良性，並沒有其他的疾病問題。醫生提醒她必須改善生活飲食習慣，否則長期下去可能會誘發癌症。

　　林小姐的個性較為認真仔細，對工作有負責任的處事態度，從不忽略任何細節。即使有些空餘時間，她也無法放下工作的心思，而在用餐時總是無法專注地咀嚼食物，進而引發消化不良的問題，例如飯後胃脹、腹部悶悶的感覺、打嗝、噁心等。有時候，她甚至會忙到沒有時間吃飯，空腹加上緊張的

工作狀態,使得胃酸分泌過多,侵蝕胃黏膜,進而出現胃食道逆流或胃發炎等症狀,包括胃部隱隱作痛、上腹部不適等。長期下來,若胃部反覆發炎,可能會引發癌變的風險。因此,林小姐最需要的是改變自己的生活方式,減少壓力、適量放鬆心情,並固定飲食時間與內容,改掉錯誤的飲食習慣,才能有效地保護胃部健康。留意以下4種飲食方式,容易造成消化不良:

1 突然大量進食

暴飲暴食或短時間吃太多,沒有細嚼慢嚥之下食物堆積在胃部,加上肉類、油脂類食物攝取較多時,胃排空速度變慢,胃脹感將更明顯。

2 過量攝取咖啡、濃茶

咖啡因會使食道與胃的交接處賁門括約肌鬆弛,可能增加胃酸逆流的風險,而導致胃食道逆流,長期忽略易造成食道與胃的發炎。

3 吞下過多空氣

大口吃東西或邊吃邊聊天,容易吞下太多空氣,而導致胃脹而消化不良。

4 接近睡前進食

進入睡眠時人體的消化系統效率最低,如果在睡前吃下

過量食物（例如宵夜），在消化液不足、腸胃蠕動變慢的情形下，食物在胃中儲存時間變長，消化也不好；一般建議睡前3小時不進食。

胃脹、消化不良怎麼辦？

當已經出現胃脹或消化不良的症狀時，可試著以下做法：

1. 吃太飽時，站起來活動一下或做點舒緩運動，例如出去散步15至30分鐘，室內原地踏步或來回走動，幫助腸胃蠕動。

2. 胃部脹氣時可做腹部按摩，幫助腸胃蠕動。

   步驟① 手握拳，手掌面朝下。

   步驟② 採ㄇ字型由右下腹往上繞過肚臍做環形按摩（手可擦嬰兒油幫助潤滑）。

   步驟③ 每次大約做十分鐘。

3. 感覺消化不良時可吃點助消化的食物，例如鳳梨、木瓜有消化酵素可幫助分解蛋白質。此外，鉀離子高的食物，如香蕉能減少胃內氣體產生。

護胃的「原子習慣」

胃不照顧好，所有的健康基礎都會被打壞，如果你經常胃痛或胃脹，甚至已處於胃發炎時期，請改變不良作息並做到以下7點來保護胃：

1 勿暴飲暴食

餐吃七到八分飽就好，定時定量減輕胃的負擔。

2 減少刺激性食物

避免過多辛辣、油膩、甜食、咖啡或濃茶等刺激性食物。喜歡甜食者可優先選擇搭配堅果或水果的甜食，例如堅果做裝飾的甜點、含有新鮮水果的蛋糕等，利用堅果或水果的營養與纖維幫助消化。

3 細嚼慢嚥

食物徹底咀嚼再吞下，可幫助食物分解與消化，減輕胃的負擔。

4 不要邊吃邊聊天

邊吃邊說話會吞下空氣而造成脹氣。

5 注意產氣食物

有些人對於豆類、奶類、地瓜、糯米、洋蔥較敏感，吃多了容易產氣，可減量食用。

6 減少生活壓力

想辦法解除讓生活緊張的因子，否則胃病仍會反覆發生。

7 遵循醫囑

如果你經常出現胃潰瘍，不能忽視胃痛，必須照醫囑服用胃藥或尋求醫療治療，如果不理會持續痛下去，潰瘍會更加嚴重。

聰明選食材，保養你的腸胃

除了飲食習慣不良、生活壓力等因素會影響胃的健康，冬天的低氣溫也會使胃部血管收縮、血流量降低，胃黏膜分泌減少保護胃壁的能力降低，如果此時吃到辛辣刺激或是高油高糖的食物，胃就容易受損。因此在氣溫低的時候要注意保暖，並且攝取健胃的好食材，可幫助保養胃：

1 含有黏蛋白的食材

例如黑白木耳、菇類、過貓、皇宮菜、川七、秋葵、山藥、山蘇、蓮藕、青木瓜等，都含有豐富的黏蛋白，適量攝取可幫助保護腸胃黏膜。例如青木瓜含有纖維與木瓜酵素，可幫助消化、避免排便問題；在冬季，喝一碗青木瓜湯，既能暖身又健胃，特別適合消化或排便不順的人食用。麻油炒過貓也是不錯的選擇，過貓富含膳食纖維、鐵、維生素A、C及維生素B2、B6等，菸鹼酸也豐富，是營養價值高的一種野菜，使用薑、麻油拌炒過後香氣十足，具有清脆口感，美味又營養。

2 軟質好吸收的蛋白質

容易胃潰瘍的人應該選擇易消化的蛋白質，如雞蛋、豆腐、納豆等軟質食物，肉類則是以魚類的纖維較短，較好消化的蛋白質可減少胃的負擔。

3 抵抗胃發炎的營養素

日本研究指出，富含維生素C、K、葉酸、維生素U的高麗菜有保護黏膜的作用。其中，維生素U能抑制胃酸分泌，預防黏膜潰爛，減少胃潰瘍與十二指腸潰瘍的範圍，適量攝取高麗菜、蘆筍、青花菜等都含有維生素U。

4 含亞麻油酸好食材

亞麻油酸可以促進傷口修復，同時也具有抑制胃酸分泌的效果，因此對於患有胃潰瘍的人來說具有保護胃的功能。例如，苦茶油、亞麻仁油等食用油與核桃等堅果都含有豐富的亞麻油酸，可以將其適量拌入菜餚中料理，例如苦茶油拌麵線、亞麻仁油或核桃拌沙拉等，既美味又有益健康。

5 維持胃黏膜健康的「鋅」

胃黏膜是胃內的一層黏液膜，能夠保護胃免受酸性胃液和胃蛋白酶的侵害。鋅有助於促進胃黏膜細胞的生長和修復，增加胃黏液分泌量，提高胃壁的抵抗力，防止胃黏膜受到損傷和慢性炎症。此外，鋅還能夠減輕胃酸倒流和消化不良等消化系統疾病的症狀。蝦、蟹、貝類等海鮮含有豐富的鋅，尤其是牡蠣，是鋅含量最豐富的食物之一。牛肉、豬肉、羊肉等紅肉也含有豐富的鋅。植物類則是大豆、燕麥、糙米、核桃等食物鋅含量較豐富。

徵狀10

頻尿又反覆泌尿道感染，該怎麼辦？

王小姐今年48歲。兩年多前，因出現排尿灼熱疼痛感、頻尿及血尿等症狀，去看醫生確診為泌尿道感染。她吃了七天抗生素與止痛藥後有所好轉，但後來常常會出現頻尿的現象。今年初，泌尿道感染再次發作，一樣是吃抗生素七天才好轉，但後來又反覆感染了兩次。王小姐平日飲水量約為1800到2000cc，每天有喝咖啡與綠茶的習慣，因此上廁所的次數很頻繁。王小姐月經週期平時規律，但最近已經出現月經不規則的情形。推測她進入更年期症候群，並聽說更年期後泌尿道感染會更頻繁。因此，她想了解在日常保健中，飲食方面該如何做。此外，她也想知道補充蔓越莓錠或維生素C是否真的有效？

　　王小姐的情況是很常見的女性問題，但不只是更年期婦女會有，各年齡層女性都會遇上，女性的尿道口距離膀胱較近，細菌容易從尿道進入膀胱導致膀胱炎，因此女性罹患泌尿道感染機率高於男性。人體的泌尿道包含腎臟、輸尿管、膀胱和尿

道，下泌尿道感染是指尿道炎與膀胱炎，受感染時會有頻尿、排尿灼熱、尿液混濁、血尿等現象，甚至發燒，如果細菌向上蔓延，就會造成上泌尿道感染如腎臟發炎，許多人因腎發炎引起腰痛的現象，才發現自己腎臟發炎，嚴重時會引起敗血病，非常危險。治療以抗生素為主，大多7到14天，視感染情況而定，因此必須按照醫囑完成抗生素療程，並多喝水加速痊癒。

如果有反覆泌尿道感染的情形，建議從下列8點可能因素找出原因，才有機會避免感染：

1 特殊疾病造成

例如尿路結石會造成寡尿或少尿情形，男性也會因攝護腺肥大造成少尿，尿路受阻容易增加感染風險。建議至泌尿科做詳盡檢查。另外，慢性病如糖尿病或高血壓也容易引起身體發炎，因此需要控制好血糖、血壓和血脂才能降低風險。

2 過度勞累或壓力，造成免疫力差

熬夜、過度勞累、壓力大時，容易造成免疫力低下，進而增加感染風險。例如王小姐的生活壓力較大，通常在較忙碌時易受感染，因此建議注意休息與放鬆。

3 衛生習慣需改進

研究指出，消化道的某些大腸桿菌會造成膀胱炎，因此女性需在排尿或排便之後，應由尿道口往肛門方向擦拭，可減少細菌進入尿道。

4 飲水量不足

當人體水分足夠時，細菌容易被排出體外，且代謝也會較正常，因此建議養成喝足量開水的習慣。王小姐每天飲水量約為1800到2000毫升，這已經相當不錯了。然而，如果她的頻尿問題仍然持續，可以嘗試增加飲水量，並避免飲用含咖啡因的飲料，因為這些成分可能會刺激膀胱並加重頻尿問題。

5 經常便祕

當便秘時，腸道內的糞便會停留在體內較長時間，因此腸道內的細菌數量會增加，可能會進入泌尿道，導致感染。此外，糞便壓迫膀胱出口也會影響排尿順暢，也有可能引發感染。

6 經常憋尿

當尿液在膀胱中停留時間過長，細菌容易在其中繁殖，從而導致膀胱感染或其他泌尿道感染。此外，憋尿也可能導致膀胱或尿道的壓力增加，進一步增加感染風險。

7 性行為感染

當性器官與細菌或病毒接觸時，細菌或病毒可能會進入尿道，並進一步感染膀胱或其他泌尿道結構。此外，性行為可能會導致尿道受到損傷或刺激，進一步增加感染的風險。因此，建議在性行為前後都要排尿，並做好清潔工作，將可能的細菌沖洗乾淨降低感染機率。

8 更年期

女性步入更年期後，逐漸失去雌性激素的保護，陰道的酸鹼值上升，會增加泌尿道感染風險。隨著年齡增加，膀胱逐漸老化或萎縮而導致膀胱容量變小，也可能出現膀胱無力的情形這也是造成泌尿道感染的原因之一。因此，對於症狀較嚴重的停經婦女，建議在醫生的監督下口服低劑量的雌性激素，這不僅可預防泌尿道感染，還可以預防骨質疏鬆症，建議詢問專科醫師以獲得適當的治療建議。王小姐目前已接近更年期，也需要注意這個問題。

急性發作期應飲食清淡

當身體出現泌尿道發炎的情況時，除了按照醫生的建議服用抗生素治療外，飲食方面也要注意，避免攝取過甜、過辣或太油膩等刺激性食物，以降低身體發炎的機會。此外，選擇清淡飲食也能減少腸胃負擔，有助於身體的康復。

迷思：蔓越莓汁是否有效？

　　過去的研究發現蔓越莓汁可以預防泌尿道感染，是因為蔓越莓中的花青素具有抗發炎的作用，並且可以改善尿液的酸鹼值，降低細菌附著在泌尿道上的能力。不過，其實藍莓、黑醋栗、洛神花和紫葡萄中也含有相對較高的花青素含量，因此可以多樣攝取這些紫黑色食物以獲取花青素。另外，需要特別提醒的是，蔓越莓汁產品可能含有較高的糖，對於糖尿病患者或需要控制糖的人來說不適宜。此外，花青素的作用在於預防而非治療，當出現泌尿道發炎的現象時，應找醫師治療，以避免細菌滋生引起更嚴重的病情。

維生素C和益生菌也很有用

　　另外，維生素C是一種抗氧化劑，可以預防發炎。當免疫力較差時，可以嘗試補充維生素C以協助身體對抗感染。每天食用兩份水果和三份蔬菜就可以獲得足量的維生素C。例如芭樂、草莓和柑橘類水果中的維生素C含量都很高，而青椒或彩椒的維生素C含量最高。你可以嘗試做水果生菜沙拉來快速補充維生素和纖維質。

　　此外，還有研究表明，補充益生菌也有可能降低泌尿道感染的風險。像優格、優酪乳、納豆和味噌都含有益生菌。不過，需要注意的是，優酪乳或優格的選擇應該優先選擇無糖的較健康。

水喝足、不憋尿，是預防泌尿道感染的不二法門

目前對於預防泌尿道感染最有效的方法就是多喝水並避免憋尿，建議每日攝取的水量為體重的30～35毫升／公斤；例如60公斤的人，每日至少需攝取1800至2100毫升的開水。對於喜愛喝咖啡和茶的人，因為咖啡因具有利尿作用，所以需要更多的水分補充。當出現大量流汗的情況時，也需要再增加300至500毫升的水量。

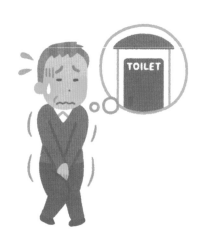

徵狀11

血壓偏高，但沒有不舒服就不用控制？

吳先生今年49歲，身高175公分，體重85公斤，體脂肪28%，BMI為27.8，健檢時血壓為135／82mmHg，已經超過標準值130／80mmHg，被醫生提醒為高血壓高危險群。醫生要求吳先生連續七天測量早晚的血壓，並攜帶測量數據去家醫科讓醫生評估是否有高血壓。結果顯示連續幾天的血壓都超過130／80，甚至有幾天高達140／90。醫生告知，如果血壓繼續升高，將建議藥物治療。醫生建議吳先生藉由飲食控制及增加運動來協助控制血壓，但吳先生沒有高血壓家族病史，自覺身體狀況良好，認為隨著年齡增加，血壓上升是一種正常現象，因此對於需要服用降血壓藥物非常排斥，希望能夠透過控制飲食和保健方式來控制血壓。

　　吳先生才49歲，但血壓已經超過標準（血壓標準詳見表一）。如果不注意保養，隨著年齡的增長，血管老化可能會使血壓進一步升高。即使現在沒有症狀，對健康仍然構成隱患。醫生提出的藥物治療是最有效和快速的降血壓方法，因此在必

要時應遵從醫師的指示使用藥物。目前最推薦的「非藥物治療法」是控制鹽分、減少攝取飽和脂肪酸和高膽固醇的食物、降低體重並進行定期運動。需要注意的是，這些習慣需要長期且耐心地執行，並搭配藥物治療才能看到顯著效果。

表一：高血壓定義（2022年歐洲高血壓指南）

	收縮壓	舒張壓
血壓正常值	＜120 mmHg	＜80 mmHg
高血壓	＞130 mmHg	＞80 mmHg

＊ 若收縮壓介於120—129，舒張壓大於80，則需要長期觀察血壓是否逐漸升高，每3至6個月至醫院追蹤，同時謹慎控制飲食和作息。

　　了解吳先生的飲食習慣與作息後，發現他近五年來體脂肪與體重逐漸增加。體脂肪大約增加了8％，體重則增加了10公斤。接著，血壓就開始不受控制。因此，建議吳先生初步的目標就是控制體態。建議吳先生的體脂肪控制在25％以下，體重可控制在75公斤以下，這對穩定血壓有一定幫助。

　　平時，吳先生以外食居多，纖維質攝取不足。建議多攝取蔬菜等含膳食纖維食物，對控制血壓與血膽固醇有益，也可降低罹患三高或代謝症候群的風險。含纖維食物可提供飽足感，幫助抑制食慾讓體重控制更有效。因此，建議他每天至少吃五盤蔬菜以獲取足夠的纖維。在外食時，如果吃不到足量的蔬菜，可去便利超商選購生菜沙拉（但醬料減半），或是挑選關東煮的蔬菜類，這些都是外食族增加蔬菜攝取的好辦法。

對於外食族來說，鹽分攝取通常較高，當血壓越來越高時，為了有效控制血壓，應避免攝取太重口味的食物。衛生福利部國民健康署建議每日食鹽攝取量不超過6公克（鈉不超過2400毫克），如果仔細觀察食品標示，就會發現加工食品的鈉含量很容易超標，因此控制血壓的人應該學會閱讀營養標示上的鈉含量，有意識地控制鈉質攝取，養成清淡口味的飲食習慣，並減少攝取加工食品或醃漬物。否則，隨著年齡增長和味蕾的退化，可能會愈來愈偏好重口味的食物，想要改掉這種不良的飲食習慣會更加困難。

得舒飲食（DASH）對於血壓的調控有很好的成效

根據研究顯示，飲食控制是預防高血壓的重要步驟。建議參考美國國家衛生研究院提供給民眾的高血壓飲食指南「得舒飲食」（DASH），它對於血壓的調控有很好的成效。得舒飲食的原理是透過補充礦物質鉀、鎂、鈣的食物來協助調控血壓，以及攝取高纖維與低飽和脂肪酸的食物來預防動脈硬化。得舒飲食是一種全方位的飲食方法，再搭配減鈉、節制飲酒、運動等措施，不但可降低高血壓與心血管疾病風險，也有利於骨質健康。

特別提醒，有腎臟病史的高血壓患者，可能因血中磷鉀值太高而不適用得舒飲食，如果有慢性腎病疑慮者，需與營養師討論再來調整飲食。

得舒飲食六大類食物挑選重點

1 全穀雜糧類

可以選擇高鉀的全穀雜糧類替代白米飯，如山藥、南瓜、皇帝豆、荸薺、馬鈴薯、蓮藕、芋頭、地瓜等食物，它們的鉀離子含量較高，且可以獲得更多的纖維質和營養素，對健康有益。

2 豆魚蛋肉類

可以選擇豆製品，如豆腐、豆干、豆漿，它們不僅富含鈣質，鉀離子也較高。白肉類如雞、魚、花枝是高蛋白低脂肪的肉類，可以減少飽和脂肪酸的攝取，對血管保健有益。盡量少選擇高脂肪的紅肉類，如內臟、肥肉或者動物皮較多的部位，以降低過氧化脂肪在血管內堆積的機會。

3 蔬菜類

每日應攝取五份蔬菜，多選擇高鉀蔬菜，如川七、莧菜、菠菜、空心菜、芹菜、甘薯葉等綠色蔬菜，或是菇類、胡蘿蔔、竹筍、牛蒡等含鉀量也不低的蔬菜。例如利用這些高鉀蔬菜做成綠色拿鐵，可以替代紅茶或奶茶，有助於控制血壓。

4 水果類

每日攝取五份水果，每份水果大小約為一個女生的拳頭，多選擇高鉀水果，如香蕉、哈密瓜、小番茄、草莓、奇異果、

火龍果等。特別提醒，得舒飲食的水果攝取量較多，相較於一般建議量（2至3份）水果多了許多，因此不適合高血糖或糖尿病的患者。

5 油脂類

攝取過多飽和脂肪酸會提高內生性膽固醇，促進動脈硬化，造成血管傷害，並加速高血壓的形成。因此，建議在烹調時以植物油為主，例如橄欖油、葵花油、芥花油、芝麻油等，減少不必要的油炸食物。在外食時，可以選擇清蒸、涼拌、燉煮等少油的料理，例如清蒸魚、涼拌木耳、海帶豆腐湯等。此外，適時補充堅果也是一個不錯的選擇。堅果含有豐富的礦物質，如鎂、鉀、鈣等，同時也富含不飽和脂肪酸。每日食用一掌心堅果即可滿足需求，可以在三餐或者作為點心時食用。建議選擇無調味且低溫烘焙的堅果，這樣更加健康。

6 乳製品

每天攝取二至三份低脂或脫脂乳製品可以補充鈣質和優質蛋白質。例如低脂鮮奶、優格、起司、優酪乳等都是不錯的選擇。此外，也可以把乳製品加入到食物中，例如使用低脂鮮奶來煮玉米濃湯，或者使用低脂起司絲來做焗飯，這樣也能增加攝取乳製品的量，並且增加攝取鈣質的機會。

徵狀12

已經都不吃甜食了，健檢還是發現血糖高

42歲的王先生身高176公分，體重75公斤，BMI為23.9，體重屬於標準範圍。然而，他的體脂肪為26%，已經超過標準，因此被歸類為肥胖。今年健檢時發現他的糖化血色素（HbA1C）為5.8%，空腹血糖為90mg/dl。他原本以為空腹血糖在正常範圍內就不用擔心，但醫師提醒，正常的糖化血色素範圍是4.0%～5.6%，而5.6%～6.4%這範圍稱為糖尿病前期，超過6.5%則為糖尿病。王先生的數值目前為5.8%，屬於糖尿病前期，如果再不控制飲食，將來可能會有罹患糖尿病的風險。

王先生有糖尿病的家族病史，其母親曾經因血糖控制不良而截肢左腳大拇指。王先生因此很擔心自己也會得到糖尿病，所以自40歲以後完全不吃甜食，飲食也盡量控制清淡，不吃米飯或麵食。有時候半夜還會因為餓了而醒來。此外，他每星期都有安排運動，但沒想到仍然無法避免糖尿病的威脅。他感到很沮喪，也不知道還能進一步調整些什麼。難道還要吃得更少才行嗎？

　　許多人在控制血糖時，會直接以「不吃」為解決辦法，例如不吃飯、不吃甜食、不吃肉等，以為只要不吃這些東西就能控制血糖，只不過這種飲食法與一般正常飲食差距太大，逼迫自己執行一段時間後，人就會像拉壞的橡皮筋一樣彈性疲乏，接著堅持不住就會覺得「怎麼做都沒用」，進而氣餒、放棄。

因此現今的營養學，不是要叫你不要吃，而是「找出問題」，並「指導正確份量」，這樣的健康飲食方法才能持續執行。

　　雖然王先生的空腹血糖是正常（參考表二），但糖化血色素（HbA1C）是反映長時間內的血糖平均值，也就是說可能是因為飯後血糖偏高才會讓HbA1C偏高，因此猜測他雖然已經不吃白飯，但或許有忽略計算的澱粉類，必須去分析他的飲食內容才能找出盲點，並指導他學會控制一餐的醣量，便能有效降低飯後血糖。

表二：血糖指數標準

	正常	糖尿病前期	糖尿病
空腹血糖值	<100 mg/dL	100-125 mg/dL	≧126 mg/dL
飯後血糖值	<140 mg/dL	140-199 mg/dL	≧200 mg/dL
隨機血糖值	─	─	≧200 mg/dL
糖化血色素值	<5.6%	5.7～6.4%	≧6.5%

詢問王先生的飲食習慣時，他表示不碰甜點、麵包和飲料。平時早餐吃2顆肉包子，並搭配無糖黑咖啡。午餐雖然外食，但他盡量只吃肉類和蔬菜，例如有時只喝牛肉湯、燙青菜或切點小菜，或是吃10顆水餃加酸辣湯。晚餐回家吃太太煮的食物，這些食物比較少油鹽，他就會多吃一點。偶爾，他會吃一些雜糧飯，但大部分時候不會吃飯，只會夾菜和肉來吃。飯後他會吃水果，而且很愛吃水果。他最愛吃芭樂和番茄，因為聽說這些水果可以多吃，所以一次可以吃一顆芭樂再加一大盤番茄。

其實王先生已經有注意節制澱粉類食物，但忽略了包子或水餃這類食物的麵皮部分也是屬於澱粉類，而且酸辣湯也常使用澱粉勾芡。通常這樣一餐吃下來，澱粉的攝取量並不亞於吃飯，只是「感覺起來好像沒吃飯」。此外，這種絞肉類食物肥瘦參半，飽和脂肪酸特別高，不利於心血管的健康，所以這樣的飲食方式並不比自助餐更好。相較之下，半碗飯搭配兩份蔬菜，再加一份清爽的清蒸魚、涼拌豆腐、滷雞腿等低脂高蛋白的肉類，這樣一餐均衡又低油，對血管健康也有好處。因此，米飯類不是不能吃，而是份量的問題。只要控制每餐飯量在半碗之內，仍然可以吃飯。當然，選擇高營養的雜糧飯比白飯更適當。

還有一個最重要的問題是：他每次吃水果的份量太多了。

根據計算，他每次飯後吃三至四份水果，相當於攝取45～60克的醣類，等同於吃四分之三到一碗的米飯。因此，即使他沒有吃米飯，飯後血糖仍會飆升。建議他把水果分散到餐與餐中間食用，例如在中餐與晚餐中間當下午點心，且一次吃的水果量不能太多。此外，他不只能吃芭樂和番茄等水果，還可以吃其他種類的水果。例如，每餐飯後吃半碗水果（或女生拳頭大小）即可，這樣攝取的醣類約為15克左右。這樣他每天仍然可以吃到三份水果，只是將攝取的醣類分散，因此飯後血糖就不會飆升了。

養成「有效」的運動習慣

王先生最常做的運動是到學校操場快走，大約一週會去兩次，每次一小時，但如果下雨天或天氣太熱，他就不會出門運動，所以算起來一個月最多只能運動4至8次。然而，這種運動頻率和強度，嚴格說起來還沒有達到「有效運動」的程度。根據世界衛生組織的建議，每週的運動頻率應達到五次，每週運動150分鐘以上，且至少要有心跳加速和呼吸急促（喘）的感覺，才能達到一般成人標準的運動量。

因此，我建議王先生每週運動五次，每次30分鐘就好。快走、慢跑或騎腳踏車都是不錯的運動方式。如果沒有時間外出運動或下雨天無法出門，也可以在家做阻力訓練或伸展操。一定要讓自己養成每日30分鐘的運動習慣，才能降低體脂肪並增

加肌肉，有效代謝血糖，避免高血糖症。

對於某些上班族來說，可能無法每日抽出完整的30分鐘，或是有些體力較差的長者無法運動持續太久。此時可將一天的運動量分成2至3次，利用日常零散的時間湊起來滿30分鐘即可。例如上班場所原本坐電梯改成爬樓梯上樓，或是通勤時提早一站下車改快步前進，或是午休時間站起來做10分鐘的伸展運動，出門買菜時可以多繞一下路用快走。善用零散時間加強身體活動，也可以避免因為颱風下雨等氣候因素所引起的怠惰。

王先生目前才42歲，深知自己的健康才是家人的幸福，因此很努力改變錯誤的飲食習慣與運動頻率。他把水果的量改成一次吃半碗，一天只吃兩次水果，蔬菜量吃很多，並且挑選低脂的蛋白質，早餐也不會一次吃兩顆包子，變成麥片加上水煮蛋與黑咖啡。運動除了去操場慢跑外，一週有一次會在健身房使用重訓器材，盡量達成一週三次的運動目標，有教練輔助指導與監督，運動頻率比之前規律了一些。當下次再見到他時，他拿著標準的糖化血色素（HbA1C）給我看，並且表示體脂肪已下降到23％，成效非常好。

有糖尿病家族病史的人，罹患糖尿病的機率比一般人高出五倍，尤其是40歲以上與肥胖者需要特別留意。生活壓力過大時，也會讓人體無法有效運用胰島素，因此有家族病史的人，更應該提早注意自己的身體。定期健康檢查、保持愉快的心情與規律的生活習慣，培養運動習慣，才能避免糖尿病找上門。

徵狀13

經前症候群嚴重，憂鬱、焦慮什麼都來

邱小姐是一位35歲已婚女性，身高為158公分，體重為60公斤，其BMI值為24。她育有兩名子女。邱小姐經常有非經期出血的情形發生，例如最近在經過月經兩週後又出現了出血現象，因此她前往婦產科進行檢查。經過檢查，醫師發現邱小姐的內分泌正常、子宮與卵巢的功能和結構也正常，並未發現腫瘤跡象，因此醫師將她的出血診斷為排卵性出血。此種出血通常是由排卵造成荷爾蒙波動而導致子宮內膜剝落所致，出血一般會在1至3天內停止，不需要進行其他治療。

然而，邱小姐在經前期間的症狀較為嚴重，主要表現為情緒不穩定，例如易怒、憂鬱等症狀，且白天感到疲累，晚上卻難以入睡。當遇到孩子吵鬧或工作壓力大時，邱小姐會把自己關在房裡不出門，並避免與人交談，這不僅影響了她的家庭狀況，也對她的人際關係產生了負面影響。此外，最近她還出現了入睡困難或半夜易醒的情況。

醫師建議邱小姐前往身心科進行進一步的治療，並調整她的飲食和作息。邱小姐也想了解是否可以透過自然飲食來改善她的經前症候群，減少藥物的服用。

經前症候群常見的症狀如膚況差、易長痘痘、胸部脹痛、頭痛，或是焦慮、易怒等情緒問題，還有容易水腫與免疫力下降等困擾，像邱小姐的經前症候群是屬於較嚴重的情形，甚至出現睡眠障礙，是為經前症候群中的經前不悅症，需要身心科進一步的評估與治療。必要時會口服荷爾蒙治療，或是抗服用憂鬱或抗焦慮藥物，而大部分的女性是屬於輕、中程度的經前症候群，除了藉由調整生活、放鬆心情可減輕症狀以外，也能藉由調整飲食來管理自己的荷爾蒙，讓自己更健康。

造成經前症候群的原因眾多，現在較可能的推測是與黃體素與雌性激素變動有關。研究指出，黃體素對於失眠症有保護作用，而患有經前症候群的女性，體內的黃體素於月經前會大幅度下降，因此容易在經前有睡眠品質不良的情形產生。另外還有營養素不均衡、血清素不足或是原本就是憂鬱症體質也會加重經前症候群的症狀。

經前症候群的飲食重點

有研究指出高油、高糖、高鹽的飲食容易加重經前症候群症狀，因此建議平時應養成清淡減糖的飲食習慣，且最好在經期前一週盡量保持規律生活作息和維持均衡健康的飲食，才有機會緩解經前症候群。

邱小姐因為生活壓力大，便常以喝咖啡與紅茶、吃甜食來紓壓，她的體重也因為甜食過量而日漸增加，外型變胖後憂鬱

感上升，產生惡性循環的現象。因此，建議她採用低糖、低卡點心的食用法，例如將甜食換成水果類、果乾、堅果，或是含有堅果的點心，控制含咖啡因飲料的量。這樣做之後，她的體重逐漸下降，並且協助她尋找其他減壓方法。她不再過量食用甜食、養成規律運動和調整心態後，症狀有逐漸改善，尤其在睡眠情況改善後，情緒不再失控或憂鬱，家庭關係逐漸恢復正常。

其實經前症候群症狀有輕中重之分，因此許多人不知道自己有經前症候群，或是已知道經前會影響情緒，便自動合理化這種不舒服的感受，但如果已經影響健康狀況，甚至無法工作或造成家庭不和諧，應好好正視這個問題，可先試著從生活與飲食作適當調整。若調整生活與飲食後，你仍深受經前症候群困擾，可多加注意以下營養素是否有缺乏的可能。

1 鎂

研究指出，缺乏鎂的經前症候群患者可能會出現頭痛、易緊張或情緒暴躁等症狀，攝取含鎂食物可以有助於緩解症狀。例如，地瓜含有豐富的鎂、維生素B群和纖維質，可以促進正常代謝，早餐建議不要選擇方便的麵包或油條，而是吃健康的地瓜，加上一杯豆漿，以達到均衡的營養攝取。對於點心，可以吃一些含有鎂的黑巧克力，鎂離子可以穩定情緒，幫助調節動情素的釋放，刺激腦內啡的釋放，讓心情變得更愉悅。但是

要注意選擇含有可可含量達70％以上的巧克力，以避免糖分攝入過多而導致肥胖。

2 維生素B6

研究指出每天補充高劑量維生素B6（100毫克），可協助緩解經前症候群的症狀，例如頭痛和情緒焦慮等。維生素B6存在動物性蛋白質中，如雞肉、豬肉中，植物類如全穀類、深綠色蔬菜、香蕉、木瓜等食物也含有維生素B6。例如，可以選擇主食類中的糙米飯、五穀飯、燕麥飯取代白飯，每餐攝取一份綠色蔬菜盤，飯後再吃一份水果，這樣不僅可以提高膳食纖維攝取量，還能增加維生素B群的攝取量。

3 鈣

缺鈣時的症狀除了經常抽筋外，還會造成憂鬱、睡眠品質下降等症狀。有臨床試驗顯示，連續三個月每天給女性補充1000至1200毫克的鈣，能降低經前症候群症狀約30％，並可顯著改善情緒波動與痙攣。牛奶是補鈣不可缺少的食品，芝麻的鈣質也很高，可以利用芝麻粉加牛奶做成芝麻牛奶，快速補充鈣質與蛋白質。豆腐與豆製品的鈣質也不少，是素食者不可或缺的補鈣食物，特別是傳統板豆腐的鈣含量高於盒裝嫩豆腐。豆腐也含有植物性蛋白質與鎂，不能喝牛奶者可多從豆製品中獲取鈣。杏仁的鈣質是所有堅果中最高的，且含維生素B2、維生素E與鎂，全素食者較易缺乏維生素B2，因此建議常吃素食

的女性朋友可適量攝取杏仁以補充維生素B2、鈣、鎂，以維持
均衡營養素。

4 ω–3脂肪酸

研究顯示ω–3脂肪酸可改善經前症狀並具有抗發炎作用。
這些脂肪酸可從鯖魚、秋刀魚、鮭魚等魚類獲得，或從堅果、
亞麻仁籽等植物性食品中攝取。例如，若在經期間特別想吃甜
食，可考慮食用含有高鎂的堅果來替代，這不僅能增加鎂、維
生素E、ω–3脂肪酸的攝取，還能減少糖類攝取。另外，堅果
中的維生素E除了具有抗氧化功能外，還能調節荷爾蒙分泌，
有助於改善經前胸部腫脹的情況。

特別提醒，容易水腫的人要注意飲食，避免攝取過多高油
高鹽的食物。經期前後荷爾蒙的影響容易讓人水腫，因此建議
控制鹽分攝取量並多喝水，有助於加速水分代謝。

 健康充電站

讓人擁有好心情的營養素

對於那些生活忙碌、工作壓力大、沒有運動習慣的人來說，
長期低活動量會導致身體和精神狀態的惡化，同時也容易讓
心情變得鬱悶。如果你常感到提不起精神或心情不佳，先站
起來活動一下吧！每天增加10至30分鐘的運動，讓肌肉活動
活動，再補充健康的食物，攝取正確的營養素就不易疲累虛
弱，還能讓精神氣色變好、心情愉悅。

研究指出某些荷爾蒙會讓人心情愉悅，例如當多巴胺分泌正常時，人體會感到快樂，讓人提起幹勁，精神也會比較好。而血清素是與情緒有關的一種神經傳導物質，如果血清素分泌不足時，可能會有精神上的症狀，例如易怒、焦慮、沮喪、疲勞，甚至可能出現慢性疼痛等情況。因此，飲食中可以增加以下4種營養素來提高血清素和多巴胺的含量，幫助舒緩情緒：

1. 酪胺酸

酪胺酸是合成多巴胺的主要原料，增加攝取富含酪胺酸的食物能夠幫助維持腦內多巴胺的正常含量。乳製品、黃豆類、魚類、杏仁和芝麻都富含酪胺酸。此外，應該減少飽和脂肪酸的攝取，因為高脂肪的飲食會破壞多巴胺的合成。限制飽和脂肪酸的攝取可以幫助維持多巴胺的穩定含量，例如應該少吃含酥油或動物油的製品如中式糕餅或可頌、餅乾等高油脂的麵包及點心。

2. 色胺酸

色胺酸是血清素的前驅物質，可以從乳製品、黃豆類、堅果類、肉類等食物中攝取。

3. ω-3脂肪酸

ω-3脂肪酸能夠調節血清素的分泌，提高腦神經功能，增強專注力、記憶力和情緒控制能力。深海魚類、亞麻仁油、核桃等食物富含ω-3脂肪酸。

4. 維生素B6

維生素B6對於維持多巴胺水平也非常重要。魚類、肉類、黃豆類、香蕉、芒果、深綠色蔬菜、核桃、腰果、麥片、蕎麥等都含有維生素B6。

乳製品、黃豆類、魚肉類、堅果類都是同時富含酪胺酸、色胺酸和維生素B6的食物。此外，深海魚類和核桃更是富含ω-3脂肪酸，這些食物的營養價值很高，建議平時可以適量攝取。

日常該吃什麼？

統整以上的營養素，幫大家整理成均衡飲食重點，以便在日常生活中應用。

① 以全穀雜糧類作為醣類來源，攝取充足的維生素與能量，例如吃雜糧飯或地瓜取代白米飯。

② 以魚類、豆製品作為蛋白質來源，攝取豐富的酪胺酸與色胺酸。例如，可以嘗試清蒸鱸魚豆腐、味噌鮭魚豆腐湯等料理。

③ 每天都應該攝取綠色蔬菜和五彩水果，以補充維生素B6和纖維質。例如，可以在每餐中炒一盤綠色蔬菜，並在飯後吃香蕉或芒果等水果補充營養和纖維。

④ 每天可以食用一掌心的堅果，以獲取酪胺酸、色胺酸和不飽和脂肪酸。要記得選購低溫烘焙、無添加的堅果，並且適量食用。除了可以直接食用，堅果也可以與新鮮蔬果打成精力湯。早晨來一杯加了堅果的精力湯方便又營養。

⑤ 養成規律運動習慣，運動可促進多巴胺分泌與吸收，例如瑜伽、慢跑、踩腳踏車等都是不錯的運動。

⑥ 維持充足睡眠能讓內分泌正常，使生活充滿元氣與活力。

學會以上幾招，讓我們一起追求生理與心理都健康的生活型態吧！

徵狀14

女性更年期調理

林小姐今年49歲，是一名事業成功的行政經理。一年半前，她開始感到身體和情緒上的變化，這些變化讓她感到困惑和不舒服。例如她常常突然覺得身體無緣由地熱起來，甚至心悸，尤其是在夜間熱醒、汗流全身，而且睡眠品質下降，難以熟睡。除了月經紊亂外，經量也大幅減少。

林小姐也發現自己時而情緒高漲，時而情緒低落。她可能在短時間內從歡笑轉為淚水，特別是在工作壓力增加時，更感到焦慮和不安。

由於太不舒服了，持續一年的症狀已經影響生活與工作，她便與醫生討論了荷爾蒙補充療法，以緩解熱潮紅和其他更年期症狀，也開始謀劃更多的休息時間，並學習深呼吸和冥想等方法來減少壓力。飲食部分，她原本很愛吃重口味的食物，因為血壓升高、胸悶與心悸狀況出現，便修正了高鹽辛辣的習慣，改成清淡且高纖的飲食，並且藉由健康飲食與增加運動來改善身體狀態。經過半年的調適，林小姐變得精神愉悅，並懂得安排放鬆的旅程，工作也很順利，健康狀態維持得很好。

　　林小姐的案例，顯示了在更年期期間可能出現的多種生理和情緒症狀，但每個女性的更年期經驗都是獨特的，因此在處理更年期時，重要的是聆聽自己的身體，尋求適當的幫助，並尋找最適合自己的應對策略。

　　我建議她減少攝取咖啡因和辛辣食物，以減少潮熱和睡眠問題的發生，並且安排規律的運動，這有助於改善睡眠和情緒波動。增加原型健康食物的攝取，並降低加工品的食用機率，亦可協助她打好健康基礎。

　　更年期是女性生理上的一個重要階段，通常在45歲至55歲之間出現，台灣女性平均停經年齡為51歲，但實際上這個範圍可以因個人而異。它標誌著女性生殖系統的逐漸衰退，卵巢停止排卵和分泌雌激素，最終導致月經週期終止。更年期是一個自然的生理過程，但惱人的是它伴隨著一系列身體和情緒上的變化，而且每個人症狀輕重都不太一樣。

更年期的症狀

1 月經週期紊亂

　　例如週期延長、經期縮短、經量減少等，直到激素分泌低到某一種程度後，生理週期會完全消失，如果經期超過一年以上未來，才算停經。

2 潮熱和盜汗

可能會突然感到劇烈的體溫升高，灼熱傳到全身皮膚，伴隨著盜汗。夜間熱潮紅通常會讓人睡夢中驚醒，而影響睡眠。

3 情緒變化

更年期可能導致情緒波動，包括焦慮、情緒低落、易怒等。嚴重的人會感到生活失去重心，對任何事都提不起興趣。

4 皮膚乾燥、乳房不適

皮膚光澤降低，出現皺紋或斑點，口腔與眼睛黏膜乾燥，乳腺萎縮及鬆弛。

5 性慾減退

部分女性可能在更年期時經歷性慾減退。

6 泌尿系統問題

更年期會有尿道發炎、頻尿和漏尿情形發生。

7 骨質疏鬆

更年期導致雌激素減少，增加骨質流失和骨折的風險。

當遇上嚴重的更年期症狀時，不用刻意對家人隱瞞，或不好意思去看醫生，我們應該像林小姐一樣尋求醫療專業的意見，醫生可根據每人的症狀和需要，提供相應的治療建議，包

括調整生活型態或是荷爾蒙補充，也並非每個人都需要使用荷爾蒙療法，因此應與醫師商討才是上上策。

飲食方面的注意事項

1 鈣和維生素D

女性停經後因為荷爾蒙變化，骨質流失的速度也會加快。因此鈣和維生素D對於骨骼健康至關重要。攝取足夠的鈣和維生素D有助於降低骨質流失的風險。請記得每日喝2杯乳品獲得鈣質，每日接觸15分鐘太陽獲取維生素D。

2 蛋白質

適當攝取蛋白質有助於維持肌肉質量和代謝健康。蛋白質的種類可以豆類為主，其次是魚類，減少紅肉攝取可降低罹患心血管的風險。

3 含纖維的蔬果

研究顯示三高疾病、心臟病及腦血管疾病對更年期後女性更具威脅。而高纖維的蔬果類有助於保護心血管，並維持消化道健康，緩解便秘等問題。

4 水分攝取

適當的水分攝取對於預防泌尿道感染有正面效果，每日至少攝取1800cc至2000cc的水分，如果有熱潮紅現象導致流汗，

應再補充多一點水分。若擔心尿失禁或是夜間頻尿，避免在短時間內大量飲水。尤其在睡前，減少攝取含利尿效果的食物（如西瓜、茶）。

5 限制咖啡因和辛辣食物

有些女性發現限制咖啡因和辛辣食物有助於減少潮熱和睡眠問題。

總之，更年期是女性生命中的一個自然階段，雖然可能伴隨著一些不適的症狀，但通過醫療諮詢、健康的生活方式和適當的飲食調整，可以緩解這些症狀並維持整體健康。如果有任何疑慮，建議尋求醫生的建議。

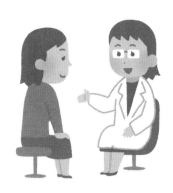

徵狀15

渾身是病，找不出原因，可能是自律神經失調了？

在我30歲創業的第一年，生下了第一個寶寶，成了新手媽媽，加上處於創業初期工作繁瑣且壓力大，即使生了寶寶也不敢休息太久，做完月子後馬上開始了一邊在家工作，一邊照顧寶寶的生活。看似彈性，卻讓人不敢鬆懈的日子就此展開。

工作壓力大讓我的睡眠很不好，例如我常隱約地聽到電話鈴響而驚醒，醒來後卻發現電話並沒有響，但睡眠一旦被中斷就再也睡不著了。半夜也會被寶寶吵醒，或是需要起來餵奶，無法好好睡覺。早上要工作又要照顧寶寶，將近24小時的疲勞轟炸。這種緊繃狀況持續幾個月下來，我的脾氣變得暴躁易怒，且隨時處於憂鬱的狀態，全身肌肉還會無緣無故地痠痛，頭痛也經常出現，而且心情受身體疼痛影響，讓我變得愛亂發脾氣，連帶影響家庭和睦。

其實，當時的我已罹患了自律神經失調而不自知，我想要24小時照顧小孩，又想要有自己的事業，一手攬下的結果，便是把自己累壞了。也因為不想放棄任何一邊而形成壓力，「執著」造成心理與身體的不適，進而自律神經失調。

後來我研究了一些書籍，也詢問身心科醫師的意見，發現自己尚屬於輕微的症狀，且發現得算早，對於心理與生理傷害並不大，不需要使用藥物治療，只須適度改善生活方式即可改善。後來，我學會放棄某些堅持，並學會控制情緒來緩和家庭氣氛，加上持續健康飲食與規律運動後，生理上無緣無故疼痛現象也不見了。

別讓緊張的生活影響你的健康

很多人或許跟我一樣，也因生活壓力引起自律神經失調，一開始你可能只是覺得容易疲勞、常感冒或失眠，但身體與心理逐漸受到影響而不自知，若不適度調整便引發其他疾病。

自律神經是身體的自動中控中心

什麼是自律神經？自律神經不能在人體的意識控制下活動，例如控制體溫、心跳的快慢、呼吸、血液循環等系統都是受自律神經調控，例如在睡眠期間我們仍持續呼吸，這就是自律神經的功勞。

自律神經遍布血管、心臟或肺、腸等內臟，分為「交感神經」和「副交感神經」兩種，交感神經與副交感神經系統兩個的作用剛好相反。當交感神經支配身體時，身體就處於活躍的

狀態（例如心跳加快）；當副交感神經支配身體時，身體就處於放鬆的狀態（例如心跳變慢），一般晚上睡眠時，副交感會比較活躍，所以身體放鬆得以休息。

交感與副交感的理想平衡狀態是1比1，一旦自律神經失去平衡，人就可能莫名其妙的發燒、心跳速率不定、便秘或腹瀉輪流來、內分泌失調等。這也就是為什麼自律神經失調的人總是找不到病因，身體總是時好時壞，無法對症下藥。

女性因荷爾蒙變化大，易有自律神經失調的問題

女性因為初經、月經、懷孕、生產、更年期至停經為止，一直受到女性荷爾蒙調節，使自律神經易受到干擾，所以女性較容易出現自律神經失調的問題。當然男性也會有生活壓力，如果沒有調整或沒控制好也會出現睡眠障礙、免疫力下降、性功能障礙等問題。除了找尋醫生的協助，我們也需學會調整生活型態、轉變心態，自律神經失調的問題將獲得緩解。

如何提高副交感神經？

日本自律神經權威－小林弘幸醫師在《「放棄」才能夠健康》（自律神経を整える「あきらめる」健康法）一書中提到，平時處於極大壓力下生活的我們，交感神經往往都居於優勢，為了不讓交感神經處於過度優勢的地位，唯一的方式就是想辦法提高副交感神經機能。

　　年輕時副交感機能高，就算遇到變化所帶來的壓力而讓自律神經瞬間紊亂，副交感也會立刻彌補，進而調整自律神經。但到了30至40歲後，副交感作用大幅下降，因此呈現交感神經較活躍的狀態，這也是年紀越大反應能力降低、無法應變緊急狀況，或是不願意嘗試新事物的原因。

　　小林弘幸醫師在書中有提到幾項自我提高副交感的方法，整理重點如下：

1 人只要笑一下，副交感神經的功能就提高

　　生氣或不安時副交感會下降，但只要一個小小的動作「笑」，就可以提高副交感的功能。

2 深呼吸具有瞬間改變身體狀態的力量

　　當我們感受到極大的壓力或憤怒時，呼吸容易變得又淺又快，當我們感到安心時，呼吸是緩慢且深長的，緊張時只要做深呼吸心情便可穩定下來，這就是因為深呼吸時吸入大量氧氣，使末梢血管血流量增加，血液循環好，肌肉就放鬆，整個身體就鬆解開來。

3 睡眠不足會讓副交感神經功能降低

　　熬夜會讓交感神經居高位，副交感神經無法充分提升，因此要盡量避免熬夜或睡眠不足。

4 促進腸胃蠕動，解決便秘的問題

　　自律神經失調的人腸胃道狀況較差，蠕動不良所以經常便

秘、感到疲累、腹脹不舒服，精神上多半也處於焦躁的狀態，有的人在情形嚴重時覺得痛苦，甚至影響睡眠。當我們處於焦躁的狀態，內臟就無法活絡的運動，腸胃道也是一樣，如果因嚴重的便秘導致心情焦躁易怒時，更難正常的蠕動。在放鬆的狀態如用餐後或就寢前，副交感神經較活躍，內臟就開始活絡運動。也就是說副交感神經提高時，腸道活動便開始活化。

5 放棄無所謂的思緒，呼吸就會變緩慢

我們因為事情無法順利發展而焦躁，心情也就越發陷入恐慌的狀態。其實只要不去多想不必要的事，大部分不安或恐懼情緒就會平靜下來。如果老是想著「如果沒做好怎麼辦」、「萬一失敗我就慘了」等不必要的事情，就會給自己許多壓力，從那刻起，呼吸就開始變急促，所以我們應該放棄無謂的想法，保持心情穩定，深呼吸讓血液循環變好，副交感能力便會提升一些。

6 緊張的時候瞬間把注意力轉移到別的地方

當我們緊張到全身僵硬時，交感神經往往處於過度的優勢，因此就算再怎麼提醒自己要鎮定，身體還是不聽話，所以瞬間改變一個動作可能讓你轉移注意力，例如仔細觀察時鐘的形狀和製造商的名字，仰起頭看天空或去感受季節與天氣，或以三到四秒的時間慢慢用鼻子吸氣，再用六到八秒的時間嘟起嘴慢慢的吐氣。

均衡飲食，預防自律神經失調

自律神經失調者的症狀都不太相同，沒有一定的飲食原則，例如影響生理的表現可能是腹瀉、便祕、過敏、經期異常等，心理的表現可能如失眠、心悸、憂鬱等，根據症狀不同，飲食處理會有不同，但基礎皆是要維持均衡飲食，多吃含抗氧化植化素的蔬果，幫助維持身體各種功能的平衡。

另外，特別需要提醒的有以下4點：

① 避免過量攝取高糖和高油的加工食品，避免導致血糖波動和發炎反應，食物種類以原型食物為主較佳。

② 有心悸症狀者減少咖啡因攝取，可避免刺激交感神經，一天不要超過300毫克咖啡因攝取（例如400至450毫升黑咖啡）。有睡眠障礙者，下午過後不要攝取含咖啡因食物，包括咖啡、可樂、巧克力等。

③ 有腸道症狀者如腹瀉、便秘等，除了以清淡、含纖維飲食為基礎外，可補充含益生菌食物如優格、優酪乳等，調整腸道功能。

④ 有憂鬱、沮喪或焦躁等情緒時，可均衡攝取含鈣食物如乳製品，及富含B群的食物如穀物，含ω-3脂肪酸食物如魚油、堅果等，來補充營養素調整血清素與多巴胺的量。

　　要記得，飲食不是藥，不是吃了就有效，像這種飲食調整是需要長時間慢慢養成，超過經年累月的營養補充，搭配正常作息與心理調適，才能調整回健康、無負擔的身體。

尋找可以讓自己減壓的活動

　　現代人常身兼數職，想要打拚事業衝業績，又想保有和睦的親子關係，有時候可能還得照顧年老長輩，要是不懂得減壓的話，很容易累垮自己，所以一定要適時安排讓自己感到減壓的活動。例如有人喜歡用芳療精油紓壓，有人利用旅遊放鬆心情，或是找同伴一起運動，甚至自己在家泡澡也可以舒緩肌肉疲勞，偶爾去指壓按摩也不錯，或是找朋友一起吃個美食也是很棒的享受。不要堅持著小細節而把自己逼得太緊，學著放過自己也放過別人，心情會輕鬆得很多。

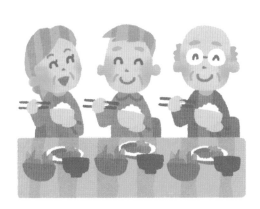

徵狀─營養與飲食調理
速見表

　　當身體出現了小徵狀，就是在提醒你要注意：是否有經年累月的錯誤飲食習慣，或是不良的作息正侵害身體。

　　當小毛病出現也別害怕，請尋求醫療協助，並用均衡飲食為基礎，再針對某些特定營養素加以調理，搭配運動與正常作息，維持健康的身體其實不難。

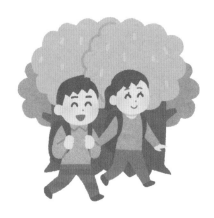

徵狀	營養與飲食調理重點
腦力	1.減少飽和脂肪酸，改攝取好油獲取ω-3脂肪酸、維生素E 2.吃原型全穀類獲取維生素B群，維持神經發展正常 3.每日吃蔬果攝取維生素C與植物多酚，提升抗氧化能力 4.攝取適量含膽鹼食物幫助合成乙烯膽鹼，維持大腦健康
肌力	1.攝取優質蛋白質，以豆類、蛋、魚類、乳品為優先選擇 2.搭配有效負重運動，幫助肌肉合成。
頭髮	1.攝取足夠蛋白質與鋅幫助毛髮生長 2.缺鐵者易掉髮，要補充含鐵食物 3.攝取維生素B群、維生素C保健頭皮，減少掉髮
皮膚	1.維生素E與維生素C抗氧化能力好，增加肌膚抵抗力 2.維生素A減少氧化傷害，並促進肌膚修補功能 3.膳食纖維維持腸道健康，幫助排泄廢物 4.蛋白質是構成肌膚的成分，維持健康與彈性 5.優質脂肪如ω-3脂肪酸可保護肌膚且可幫助保濕
視力	1.葉黃素與玉米黃素可吸收強光，減少視網膜受損 2.維生素A與花青素可維持黑暗時的視覺 3.DHA加強水潤感 4.維生素E與維生素C有抗氧化功能，延緩氧化傷害
牙齒	1.膠原蛋白是構成牙齦的成分，缺乏維生素C時牙齦易發炎腫脹 2.攝取ω-3脂肪酸、維生素B2、維生素B3對於降低牙齦炎有幫助
骨骼	1.除了攝取鈣質，每天日曬15分鐘可獲取維生素D幫助鈣的吸收 2.維生素K可使鈣沉積在骨骼中，減少鈣流失 3.含維生素C食物與含鈣食物一起吃可幫助鈣的吸收

徵狀	營養與飲食調理重點
呼吸系統	1.維生素A維持上皮細胞完整，保護黏膜 2.維生素C、維生素E、有機硫化合物為抗氧化劑，可清除自由基 3.維生素D調節免疫系統 4.ω-3脂肪酸調節發炎反應
消化系統	1.黏蛋白、維生素U與鋅可保護胃黏膜 2.軟質蛋白質好消化吸收，減少胃的負擔 3.亞麻油酸促進傷口修復，抑制胃酸分泌
泌尿系統	1.多喝水幫助細菌排出體外，有效預防泌尿道感染 2.維生素C是抗氧化劑，預防發炎反應 3.益生菌可降低泌尿道感染的風險
高血壓	1.以高鉀的全穀類取代白飯，可增加維生素與纖維質 2.以低脂蛋白質類為主，避免攝取過多飽和脂肪酸 3.每日五份高鉀蔬菜與五份高鉀水果，幫助控制血壓 4.烹調以植物油為主，並減少飽和脂肪酸攝取，以維持血管健康 5.每日二至三份乳品，補充鈣質與蛋白質
糖尿病	1.執行控醣飲食，減少每餐醣量，避免飯後血糖衝高 2.節制每次進食的水果量在半碗至一碗以內 3.有效運動幫助血糖利用，且運動可增加肌肉量，幫助血糖代謝 4.體重過重者一定要減肥
內分泌	1.缺乏鎂的人容易有頭痛或易緊張等經前症候群的現象 2.補充維生素B6協助減緩經前症候群 3.缺鈣易造成抽筋、憂鬱等現象 4.ω-3脂肪酸有抗發炎作用，減緩不適感
更年期	1.更年期最易流失鈣質，需補充鈣並每天日曬15分鐘獲取維生素D 2.足夠蛋白質有助於維持肌肉量，並維持代謝及免疫正常 3.攝取含纖維質的蔬果有助於保護心血管 4.足夠的水可預防因更年期引起的泌尿道感染
自律神經	1.均衡飲食為基礎 2.多吃含抗氧化維生素與植化素的蔬果 3.維持運動習慣幫助降壓，並維持身體健康 4.學會放鬆，管理情緒以維持心理健康

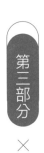

第三部分

×

14天菜單、食譜與飲食建議

控醣纖體

養顏美肌

養生抗壓

外食減脂

14天 控 醣 纖 體
照著吃，維持好體態

　　現在很流行減醣飲食，或者不吃碳水化合物的減肥方法，但碳水化合物可快速提供人體所需的能量，是很重要的營養素。當身體缺乏碳水化合物時，人體會分解蛋白質作為能量來源，蛋白質就無法用來促進生長發育、製造免疫因子、修補受損的組織、生成肌肉等，反而造成代謝變差，甚至危害健康。因此，減肥時並非不吃碳水化合物，而是要控制碳水化合物的攝取量，並選擇優質的碳水化合物來進食，這樣才是正確且能長期實踐的健康飲食法。

　　想要透過控制碳水化合物來維持標準體重，控醣初學者可以先從減少甜食和含糖飲料開始，接著減少主餐中澱粉的攝取量。例如如果你以前一餐吃一碗米飯，現在可以改成半碗米飯，同時將精緻澱粉如白飯、白麵條和麵包等改成全穀雜糧，如燕麥、雜糧飯、地瓜、南瓜、馬鈴薯等，並減少攝取量。這樣既能控制熱量，又能攝取全穀雜糧中的營養素。此外，增加

蔬菜的攝取量有助於攝取膳食纖維，並且增加飽足感，有助於減少熱量攝取。透過修正飲食種類與控制份量，就能實現健康減脂。

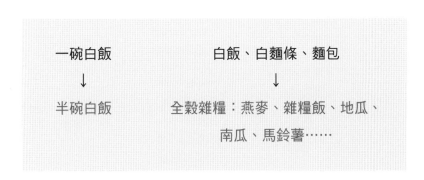

接下來舉例14天控醣纖體菜單，將常見的高熱量早餐主食類如麵包、鬆餅等，換成含纖維的全穀雜糧類如地瓜、燕麥片，午晚餐的白米飯也改以雜糧為主，每天蔬菜與水果攝取也要足夠。此外，多選擇優質蛋白質如豆製品、瘦肉、去皮雞肉、魚肉等，都是良好的蛋白質來源。烹調法以蒸、煮、燙、烤、炒等少油烹調法為主。沒有大量運動的女性，一天的減肥熱量可設定在1300～1400大卡。如果有規律運動習慣如跑步或重訓等，每日可再增加150～200大卡的熱量，例如在運動後喝一杯500毫升的無糖豆漿（熱量約160大卡），補充營養與水分讓代謝正常。

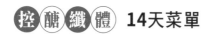 **14天菜單**

熱量	早餐	午餐	晚餐
第1天	**蘋果優格燕麥** 即食燕麥片40g （燕麥先泡水軟化） 無糖優格200g 蘋果切塊130g 綜合原味堅果10g **無糖紅茶** 紅茶包1包 熱開水300cc （紅茶包用熱水泡開）	**雜糧飯80g** **西芹炒蝦仁** 西芹200g 草蝦仁120g 蒜末少許 橄欖油1茶匙 **荷包蛋1顆** 雞蛋1顆 橄欖油1茶匙 **蒜香高麗菜** 高麗菜200g 蒜末少許 橄欖油1茶匙	**牛蒡豬肉鍋** 大白菜200g 瘦豬肉片120g 板豆腐50g 香菇50g 牛蒡片100g 洋蔥100g 昆布（乾重）10g **小番茄190g**
1313大卡	384大卡	460大卡	469大卡
第2天	地瓜120g 大番茄200g 原味綜合堅果15g 帶莢毛豆100g **無糖鮮奶茶** 鮮奶80cc 紅茶包1包 熱開水200cc （紅茶包用熱水泡開）	**雜糧飯80g** **舒肥雞胸肉120g** **筍塊炒豆干** 綠竹筍70g 豆干丁45g 紅蘿蔔20g 橄欖油1茶匙 **枸杞絲瓜湯** 絲瓜100g 枸杞少許 薑絲少許	**蛤蜊義大利麵** 蛤蜊（帶殼重）240g 生義大利麵50g 蒜片少許 橄欖油1茶匙 **生菜沙拉** 美生菜100g 苜蓿芽30g 紫高麗菜30g 紅蘿蔔絲10g 油醋醬10g **奇異果1顆**
1353大卡	433大卡	438大卡	482大卡

＊1300～1400大卡／天
＊食材皆為生重，如為熟重會特別註明

熱量	早餐	午餐	晚餐
第3天	**蔬菜蛋餅** 全麥蛋餅皮1張 高麗菜100g 雞蛋1顆 胡椒鹽少許 橄欖油1茶匙 （高麗菜用油炒軟，打入蛋液，鋪上蛋餅皮，蛋熟後灑上胡椒鹽，用蛋餅皮將高麗菜捲起） **無糖拿鐵** 鮮奶220cc 義式濃縮咖啡80cc **芭樂170g**	**雜糧飯80g** **洋蔥炒豬肉** 瘦豬肉片70g 洋蔥100g 醬油少許 柴魚片少許 橄欖油1茶匙 **涼拌豆腐** 盒裝豆腐1/2盒 蠔油1茶匙 青蔥末少許 **蒟蒻炒金針菇** 蒟蒻絲100g 金針菇100g 薑絲少許 黑胡椒少許 橄欖油1茶匙	**蒸熟南瓜100g** **清蒸鯛魚** 鯛魚150g 蔥絲與薑絲少許 米酒1/2茶匙 蠔油1茶匙 **紅燒香菇箭筍** 鮮香菇50g 箭筍100g 薑絲少許 醬油1茶匙 橄欖油1茶匙 **咖哩青白花椰菜** 綠花椰菜100g 白花椰菜100g 蒜末少許 咖哩粉1/2茶匙 橄欖油1茶匙
1310大卡	468大卡	451大卡	425大卡
第4天	無糖優酪乳200cc 水煮蛋2顆 原味綜合堅果10g 葡萄100g	**烤馬鈴薯180g** **舒肥雞胸肉120g** **蒜香地瓜葉** 地瓜葉200g 蒜末少許 橄欖油1茶匙 **小番茄190g**	**香煎豬排** 豬排120g 橄欖油1茶匙 **香煎櫛瓜蛋** 黃／綠櫛瓜200g 雞蛋1顆 橄欖油1茶匙
1349大卡	429大卡	448大卡	472大卡

熱量	早餐	午餐	晚餐
第5天	**水煮蛋1顆** **生菜沙拉** 蘿美生菜100g 苜蓿芽50g 小豆苗50g 胡麻醬10g **無糖豆漿500cc** **橘子一顆（160g）**	**海鮮蕎麥麵** 生蕎麥麵40g 草蝦70g 花枝40g 鯛魚片60g 洋蔥20g 小白菜100g 昆布5g（乾重） （蕎麥麵燙熟備用； 昆布加水熬湯頭，再把 所有食材煮熟後加入 熟蕎麥麵即可） **蒜香四季豆** 四季豆100g 蒜末少許 橄欖油1茶匙	**雜糧飯80g** **辣炒腰果雞丁** 雞胸肉70g 青椒20g 紅甜椒20g 腰果10g 辣椒少許 橄欖油1茶匙 **番茄炒豆腐** 大番茄200g 板豆腐80g 青蔥末少許 橄欖油1茶匙 **炒空心菜** 空心菜100g 蒜末少許 橄欖油1茶匙
1310大卡	370大卡	424大卡	516大卡
第6天	**櫛瓜煎蛋** 櫛瓜切片100g 雞蛋2顆 橄欖油1茶匙 **原味綜合堅果15g** **黑咖啡250cc** **葡萄100g**	**雜糧飯80g** **烤鯖魚** 鯖魚片70g **青椒炒肉絲** 青椒100g 瘦豬肉絲50g 橄欖油1茶匙 **麻油龍鬚菜** 龍鬚菜100g 薑絲少許 麻油1茶匙	**海鮮炒米粉** 生米粉60g 蛤蜊5顆 草蝦45g 透抽35g 瘦豬肉絲35g 高麗菜100g 洋蔥50g 橄欖油1茶匙 （生米粉用水燙熟備用； 橄欖油炒香洋蔥與高麗 菜，再把所有的配料炒 熟，放入米粉拌勻，加鹽 調味即可）
1301大卡	386大卡	452大卡	463大卡

熱量	早餐	午餐	晚餐
第7天	饅頭夾起司生菜 雜糧饅頭60g 美生菜20g 起司片1片 **無糖拿鐵** 鮮奶220cc 義式濃縮咖啡80cc **葡萄100g**	蒸熟地瓜60g **烤鯛魚片** 鯛魚片120g 醬油1茶匙 （醃魚肉） 米酒1茶匙 （醃魚肉） **番茄炒蛋** 大番茄200g 雞蛋1顆 青蔥末10g 橄欖油1茶匙 **蒜香地瓜葉** 地瓜葉100g 蒜末少許 橄欖油1茶匙	雜糧飯80g **彩椒肉片** 豬肉100g 紅／黃椒共120g 青蔥10g 蒜末少許 橄欖油1茶匙 **炒芥藍菜** 芥藍菜100g 蒜末少許 橄欖油1茶匙 **冬瓜薑絲湯** 冬瓜50g 薑絲少許
1354大卡	390大卡	474大卡	490大卡
第8天	蜂蜜白木耳燕麥粥 新鮮白木耳切碎100g 即食燕麥片40g （白木耳與燕麥片 加300cc水一起煮熟，起 鍋加蜂蜜1茶匙即可） **無糖豆漿250cc** **芭樂170g**	蒸熟馬鈴薯180g **香煎豬排** 豬排120g 橄欖油1茶匙 **柴魚醬油拌秋葵** 燙熟秋葵140g 柴魚醬油1/2湯匙 **白蘿蔔味噌湯** 白蘿蔔50g 味噌1茶匙 砂糖1/2茶匙	香草雞腿義大利麵 去骨雞腿肉100g 生義大利麵50g 蘆筍50g 橄欖油1茶匙 **時蔬溫沙拉** 燙熟綠花椰菜100g 燙熟彩椒30g 燙熟鴻喜菇40g 大番茄180g 日式和風醬1湯匙
1387大卡	333大卡	516大卡	538大卡

熱量	早餐	午餐	晚餐
第9天	烤地瓜100g 水果生菜沙拉 毛豆仁30g 蘿美生菜200g 鳳梨70g 原味綜合堅果10g 日式和風醬1湯匙 鮮奶240cc	什錦小火鍋 瘦豬肉片100g 高麗菜150g 小白菜50g 金針菇50g 草蝦60g 板豆腐2小塊 生冬粉20g 昆布（乾重）10g （昆布加水煮開成為 湯底，把所有食材加入 煮熟即可食用）	香煎馬鈴薯 馬鈴薯120g 義大利香料少許 胡椒鹽少許 橄欖油1茶匙 烤雞腿 雞腿180g （含骨重） 醬油1茶匙 孜然粉少許 生菜沙拉 美生菜50g 胡蘿蔔絲20g 紫高麗絲40g 日式和風醬10g 柳丁1顆（140g）
1372大卡	432大卡	464大卡	476大卡
第10天	全麥薄片吐司1片 （30g/片） 煎荷包蛋1顆 雞蛋1顆 橄欖油1茶匙 無糖豆漿500cc 原味綜合堅果15g	蒸熟南瓜120g 豆皮炒青江菜 青江菜100g 白豆皮15g 薑絲少許 橄欖油1茶匙 涼拌皮蛋豆腐 皮蛋1顆 嫩豆腐1/2盒 醬油膏1湯匙 蘋果1顆（120g）	鮭魚時蔬味噌湯 鮭魚150g 鮮香菇100g 白蘿蔔100g 紅蘿蔔50g 洋蔥20g 海帶芽（乾重）10g 味噌10g 青蔥末10g
1315大卡	461大卡	423大卡	431大卡

熱量	早餐	午餐	晚餐
第11天	香蕉優格 無糖優格200g 香蕉1根（120g） 葡萄乾10g 原味綜合堅果20g 黑咖啡300cc	雜糧飯80g 蒜香綠花椰菜 綠花椰菜200g 蒜末少許 橄欖油1茶匙 三杯豬排 豬排110g 九層塔10g 蒜片少許 薑片少許 醬油1茶匙 麻油1茶匙 糖1/2茶匙 蘋果1顆（120g）	香烤鱸魚南瓜 鱸魚300g 南瓜片50g 胡椒鹽少許 義大利香料少許 味噌蔬菜湯 鮮香菇100g 白蘿蔔100g 紅蘿蔔50g 洋蔥20g 海帶芽（乾重）10g 味噌10g
1325大卡	385大卡	509大卡	431大卡
第12天	牛奶燕麥粥 燕麥片20g 鮮奶250cc 時蔬蛋沙拉 燙熟綠花椰菜100g 燙熟玉米筍100g 水煮蛋1顆 胡麻醬1湯匙（15g） 棗子1顆（70g）	青椒牛肉炒飯 雜糧飯70g 花椰菜米50g 牛肉片100g 青椒100g 洋蔥50g 蒜末少許 橄欖油1茶匙	雜糧飯80g 檸香烤鯛魚 鯛魚片150g 檸檬汁少許 胡椒鹽少許 蒜香高麗菜 高麗菜100g 蒜末少許 橄欖油1茶匙 小白菜蛋花湯 小白菜100g 蛋1顆 香油少許
1363大卡	471大卡	445大卡	447大卡

熱量	早餐	午餐	晚餐
第13天	**雞肉海苔捲** 美生菜切絲100g 舒肥雞胸肉100g 起司1片 海苔片1片 胡麻醬1/2茶匙 （用海苔片把食材 包起） **無糖鮮奶茶** 鮮奶80cc 紅茶包1包 熱開水200cc （紅茶包用熱水泡開） **奇異果1顆**	**親子丼** 雜糧飯100g 雞腿肉100g 雞蛋1顆 洋蔥60g 新鮮香菇90g 金針菇50g 柴魚片少許 醬油1茶匙 糖1/2茶匙 橄欖油1茶匙	**豬肉炒烏龍麵** 烏龍麵120g （熟重） 瘦豬肉100g 洋蔥絲50g 紅蘿蔔絲20g 小白菜100g 蠔油1茶匙 米酒1茶匙 胡椒鹽少許 橄欖油1茶匙
1326大卡	383大卡	493大卡	450大卡
第14天	**全麥薄片吐司1片** （30g/片） **花椰菜鮪魚沙拉** 水漬鮪魚罐頭140g 燙熟綠花椰菜100g 油醋醬10g 黑胡椒少許 **柳丁1顆**（140g）	**鮭魚蛋炒飯** 雜糧飯70g 花椰菜米50g 鮭魚100g 雞蛋1顆 洋蔥丁80g 紅蘿蔔丁20g 青蔥末10g 橄欖油1茶匙 胡椒鹽少許 **蒜香四季豆** 四季豆100g 蒜末少許 橄欖油1茶匙	**香烤雞腿排** 去骨雞腿肉100g 醬油1茶匙 （醃肉） 米酒1茶匙 （醃肉） （烤箱或氣炸鍋皆可） **蝦仁炒蘆筍** 草蝦仁60g 蘆筍100g 橄欖油1茶匙 **時蔬溫沙拉** 燙熟南瓜120g 燙熟彩椒30g 燙熟鴻喜菇40g 大番茄160g 日式和風醬1湯匙
1349大卡	390大卡	503大卡	456大卡

＊數據會因食材產地或種類不同而有所異動，熱量僅供參考

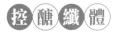

一日三餐食譜（1306大卡／天）

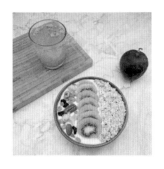

早餐
水果燕麥優格套餐

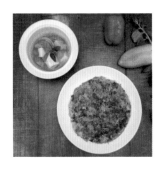

午餐
義式蔬菜烘蛋套餐

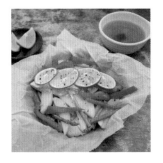

晚餐
法式香草鮭魚套餐

早餐
水果燕麥優格套餐

POINT 奇異果富含維生素C與多酚類抗氧化物質，能清除人體自由基，減少氧化傷害。而奇亞籽含有豐富的ω-3脂肪酸，可對抗發炎反應，且其中的膳食纖維可提供飽足感，是減脂期的好幫手。搭配無糖優格食用，更能增添風味。

水果燕麥優格 343 kcal

材料		作法
無糖優格	200克	1. 將奇異果去皮後切片備用。
奇異果	1顆	2. 即食燕麥片與奇亞籽混勻，加入30-40cc熱水泡
奇亞籽	5克	開，放涼備用。
即食燕麥片	30克	3. 取一個盤子倒入無糖優格，放上奇異果、奇亞籽
原味綜合堅果	10克	燕麥糊、原味綜合堅果、綜合果乾即可食用。
綜合果乾	10克	

百香果綠茶 28 kcal

材料		作法
綠茶包	1包	1. 先將綠茶包放入熱開水中泡開，再加入冰塊降
熱開水	100cc	溫。
百香果	1顆	2. 將冰綠茶倒入攪拌杯中，加入百香果汁並攪拌均
		勻。
		3. 倒入杯中，即可享用。

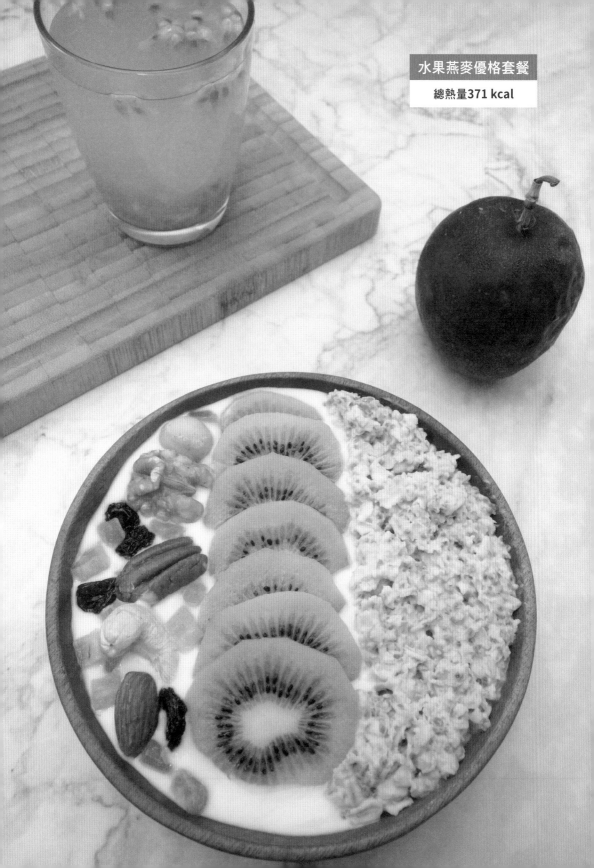

水果燕麥優格套餐
總熱量371 kcal

午餐
義式蔬菜烘蛋套餐

POINT 南瓜具有天然的甜味且營養豐富,南瓜皮的營養價值也很高,因此可不用削皮直接切成丁一起拌炒,加上各種蔬菜讓營養素更多元。另外,烘蛋也可以用烤箱來烤,不用油煎熱量更低。

義式蔬菜烘蛋362 kcal

材料		作法
南瓜	200克	1. 將南瓜切丁,洗淨切細所有蔬菜。
洋蔥	20克	2. 取一平底鍋熱鍋,炒熟所有配料,取出備用。
紅甜椒	30克	3. 將蛋在碗中打散,加入炒好的配料、鹽及黑胡椒,拌勻。
香菇	30克	4. 取一個平底鍋加1茶匙油熱鍋,將蛋液倒入鋪平,蓋上蓋子用小火慢烘,待表面稍凝固後翻面,再烘另一面,待兩面呈現金黃色即可起鍋。
菠菜	30克	
蛋	2顆	
黑胡椒	少許	
橄欖油	1茶匙	

番茄豆腐湯84 kcal

材料		作法
大番茄	50克	1. 洋蔥切絲,番茄與豆腐切塊。
洋蔥	30克	2. 取湯鍋加入雞湯,放入切好的洋蔥、番茄、豆腐,等大火煮滾後,轉成小火燜煮約10分鐘,加入少許鹽調味即可。
嫩豆腐	100克	
去油雞湯	300毫升	

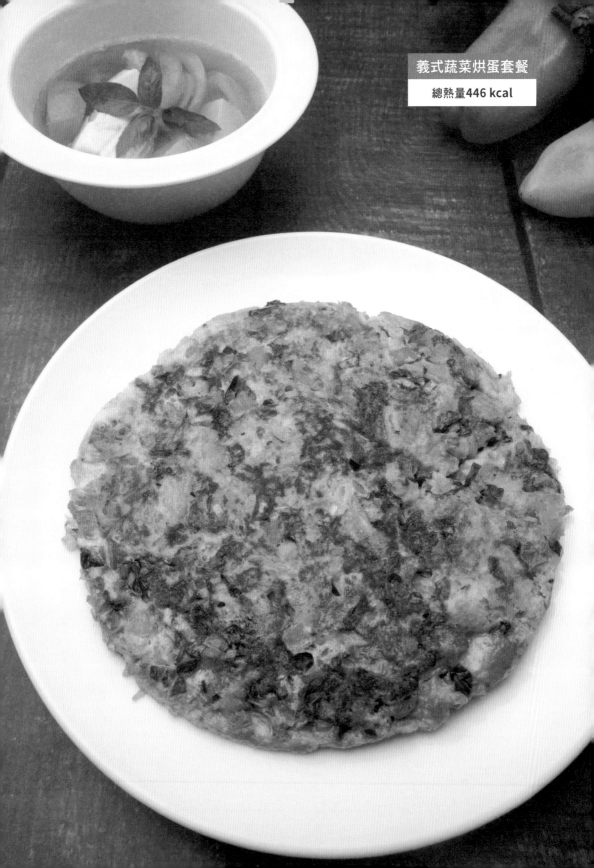

義式蔬菜烘蛋套餐

總熱量446 kcal

晚餐
法式香草鮭魚套餐

POINT 這道菜只要把食材切一切放入烤箱即可完成。鮭魚有良好的 DHA、EPA等ω-3脂肪酸，搭配蔬菜一起料理，很容易可做出高纖、高蛋白、好油脂的均衡料理，很適合需要控醣的人。

法式香草鮭魚 467 kcal

材料		作法
鮭魚	90克	1. 鮭魚切塊，所有蔬菜洗淨，將馬鈴薯去皮切片，
馬鈴薯	270克	洋蔥、紅甜椒切片，蘆筍（或四季豆）去蒂切
洋蔥	30克	段，蒜頭切末備用。
蘆筍（或四季豆）	30克	2. 所有食材加入義大利香料、白酒、鹽、黑胡椒、
白酒（或米酒）	1茶匙	蒜末均勻混合後備用。
橄欖油	1茶匙	3. 烤箱預熱至180度。
義大利香料	1茶匙	4. 把除了紅甜椒片之外的所有食材鋪在烤盤上，表
鹽	少許	面淋上一茶匙橄欖油，進烤箱烤25～30分鐘。
黑胡椒	少許	5. 烤好之後取出，放上紅甜椒片，灑上些許義大利
蒜頭	10克	香料與檸檬汁即可食用。
紅甜椒	30克	
檸檬	1顆	

洋蔥湯22 kcal

材料		作法
洋蔥	50克	1. 洋蔥洗淨切絲。
去油雞湯	300cc	2. 熱鍋，開小火放入洋蔥絲與少許水炒到洋蔥變
乾燥月桂葉	1片	色，加入雞湯、月桂葉與黑胡椒，蓋上鍋蓋燉煮
黑胡椒	少許	30分鐘，加入少許鹽調味即可。

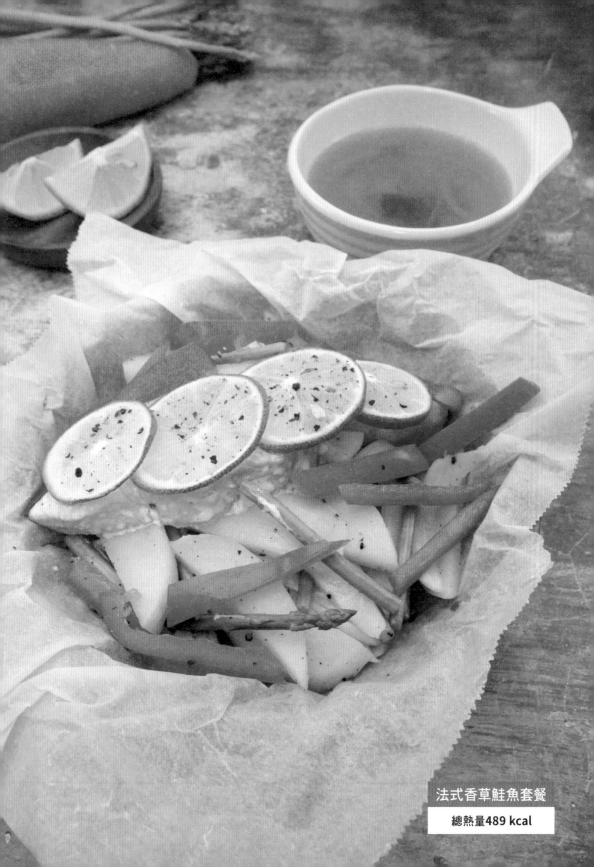

法式香草鮭魚套餐

總熱量489 kcal

14天 養顏美肌

照著吃，青春不顯老

　　你是否經常感到氣色不佳或疲憊不堪，甚至暈眩呢？根據調查，台灣民眾從飲食中攝取的鐵質不足，尤其女性更容易缺鐵，這可能導致頭暈、情緒低落，或是因缺鐵性貧血而臉色蒼白，而且血液中的氧氣供應不足時，還可能出現心悸或頭痛等症狀，甚至掉髮。長期缺鐵也可能影響自律神經，導致情緒不穩。因此，女性應特別關注鐵的攝取，每天建議攝取15毫克鐵質。

　　想要保持容光煥發，除了吃足鐵質外，維生素B群、維生素C及膳食纖維也是不可或缺的美肌營養素，有了充足營養，再來就是要有充足的睡眠與適當的運動，並且避免抽菸喝酒與長時間無防護的曝曬，才能擁有紅蘋果般的紅潤膚質，讓你保持好氣色。

如果有缺鐵問題，可透過攝取富含鐵質的食物來緩解，例如：

1 豆魚蛋肉類
紅肉（牛、豬等）、家禽、魚類、牡蠣、毛豆、黑豆

2 綠葉蔬菜
紅鳳菜、空心菜、地瓜葉、菠菜、青江菜、茼蒿

3 全穀類
藜麥、糙米、燕麥、鷹嘴豆

4 堅果類
腰果、黑芝麻、南瓜子、葵瓜子

5 水果類
小番茄、李子、紅肉火龍果、葡萄

6 乾果類
葡萄乾、紅棗乾、黑棗乾

接下來是為女性設計的14天養顏美肌菜單，特別注重鐵質食材的攝取。每日熱量為1500～1600大卡／天。若正值生理期前後，建議在點心時間增加含鈣質與ω-3脂肪酸的食物，例如喝杯芝麻牛奶或享用堅果可可飲品，能夠舒緩情緒並緩解經前症候群。同時，請務必多喝水、保持清淡飲食，以避免月經期間水腫過度。

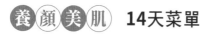 **14天菜單**

熱量	早餐	午餐	晚餐
第1天	地瓜110g **起司蛋沙拉** 水煮蛋1顆 起司1片 美生菜30g 小黃瓜40g 大番茄30g 原味綜合堅果5g 日式和風醬10g 奇異果1顆	**香煎牛排** 牛排140g 洋蔥100g （用牛排煎出的油小火煎洋蔥至表面金黃） **炒黑木耳山藥** 山藥100g 黑木耳50g 橄欖油1茶匙 柳丁1顆（140g）	雜糧飯100g **塔香番茄炒肉末** 豬後腿絞肉140g 大番茄100g 九層塔10g 橄欖油1茶匙 **炒空心菜** 空心菜100g 蒜末少許 橄欖油1茶匙 **竹筍香菇湯** 竹筍50g 鮮香菇50g
1571大卡	400大卡	555大卡	616大卡
第2天	地瓜120g 無糖豆漿500cc 燙綠花椰菜100g 原味綜合堅果10g 蘋果1顆（120g）	雜糧飯100g 納豆一盒（55g） **炒紅鳳菜** 紅鳳菜100g 薑絲10g 橄欖油1茶匙 **豆腐蔬菜蛋花湯** 嫩豆腐半盒 雞蛋1顆 小白菜100g 葡萄95g	**黑豆麻油雞麵線** 雞腿180g（含骨重） 高麗菜100g 黑豆10g 薑片10g 麻油1茶匙 米酒1湯匙 生麵線50g **枸杞炒地瓜葉** 地瓜葉100g 枸杞5g 薑絲少許 橄欖油1茶匙
1549大卡	449大卡	555大卡	545大卡

*1500～1600大卡／天
*食材皆為生重，如為熟重會特別註明

熱量	早餐	午餐	晚餐
第3天	**舒肥雞三明治** 全麥薄片吐司2片 （共60g） 舒肥雞切片70g 美生菜20g 小黃瓜片50g 紅蘿蔔絲30g （用吐司將食材夾起即可食用） **蜂蜜綠茶** 綠茶包1包 蜂蜜5g **紅肉火龍果120g**	**番茄牛肉拉麵** 拉麵120g（熟重） （生麵條為40g） 牛腱120g 大番茄100g 紅蘿蔔50g 洋蔥50g **燙大陸妹100g** **芒果140g**	**雜糧飯100g** **大黃瓜炒蝦仁** 大黃瓜100g 草蝦仁100g 薑絲少許 橄欖油1茶匙 **黑木耳炒肉絲** 新鮮黑木耳100g 肉絲70g 薑絲少許 橄欖油1茶匙 **青木瓜排骨湯** 青木瓜100g 排骨高湯1碗
1502大卡	425大卡	577大卡	500大卡
第4天	**鮪魚拌飯** 糙米飯100g 水漬鮪魚罐頭60g 洋蔥丁50g 玉米粒30g 黑胡椒少許 **水煮蛋1顆** **奇異果1顆** **無糖豆漿250cc**	**地中海義麵沙拉** 水煮蛋1個 小番茄90g 草蝦仁100g 美生菜100g 堅果碎10g 生螺旋麵60g 油醋醬1湯匙 （螺旋麵與草蝦仁燙熟，再將所有材料用油醋醬拌勻即可） **玉米排骨湯** 玉米塊80g 排骨高湯200cc	**豬肉燴飯** 雜糧飯100g 瘦豬肉片100g 洋蔥100g 紅蘿蔔絲20g 杏鮑菇20g 蔥花10g 橄欖油1茶匙 （油炒香洋蔥與紅蘿蔔絲，放杏鮑菇與豬肉片炒熟後，加150cc高湯或水煮成燴汁，撒上蔥花倒在雜糧飯上即可） **炒菠菜** 菠菜100g 橄欖油1茶匙
1532大卡	446大卡	579大卡	507大卡

熱量	早餐	午餐	晚餐
第5天	**生菜蛋餅** 全麥蛋餅皮1片（50g） 雞蛋1顆 美生菜30g 苜蓿芽10g 紫高麗菜10g 紅蘿蔔10g 橄欖油1茶匙 （蛋餅煎好後把所有生菜捲起即可） **芝麻牛奶** 黑芝麻粉8g 奶粉20g 熱開水200cc **蘋果1顆（120g）**	**雜糧飯100g** **烤蘆筍豬肉捲** 豬肉片100g 蘆筍180g 醬油1/2茶匙（醃肉） 米酒1/2茶匙（醃肉） 蒜末少許（醃肉） （豬肉片將蘆筍捲起進烤箱烤熟） **豆腐燴大白菜** 凍豆腐50g 大白菜100g 橄欖油1茶匙 **涼拌黑木耳** 黑木耳100g 薑絲10g 糖1茶匙 白醋1/2茶匙 **白蘿蔔湯** 白蘿蔔100g 排骨清湯250cc	**香烤時蔬馬鈴薯** 馬鈴薯100g 鴻喜菇60g 青椒40g 義大利香料1/2茶匙 橄欖油1茶匙 **紅棗燉雞腿湯** 雞腿180g（含骨重） 紅棗2顆 枸杞10g 乾香菇2朵 **涼拌豆腐** 嫩豆腐90g 蠔油1茶匙 青蔥末少許 **橘子一顆（160g）**
1569大卡	453大卡	524大卡	592大卡
第6天	**隔夜芝麻燕麥** 即食燕麥片40g 黑芝麻粉10g 無糖豆漿250cc **水煮蛋1顆** **燙青菜** 綠花椰菜200g 香油1茶匙	**綜合滷味** 豬肉片70g 綜合菇類100g 海帶100g 空心菜100g 大溪豆干110g 生冬粉15g **橘子一顆（160g）**	**什錦魚片豆腐鍋** 鯛魚片100g 豆腐180g 綜合菇150g 茼蒿150g 玉米1根（140g） 昆布10g（乾重） **小番茄190g**
1585大卡	417大卡	571大卡	597大卡

熱量	早餐	午餐	晚餐
第7天	**毛豆雞肉沙拉** 蘿美生菜150g 毛豆仁80g 紅黃椒80g 蒸熟地瓜30g 燙熟雞胸肉70g 蘋果55g 油醋醬2茶匙 **蜂蜜檸檬水** 檸檬1顆 蜂蜜10g 冷開水200cc （視喜好調整水量）	**櫛瓜透抽義大利麵** 生義大利麵40g 透抽100g 櫛瓜刨絲100g 洋蔥50g 大番茄50g 蒜片10g 橄欖油1茶匙 **蒜香四季豆** 四季豆100g 蒜末少許 橄欖油1茶匙 **芒果140g**	**義式時蔬烤鱸魚** 鱸魚片200g 玉米1根（130g） 紫洋蔥100g 綠花椰菜100g 鴻喜菇100g 蒜末少許（醬料） 義大利香料少許 （醬料） 米酒1茶匙（醬料） 黑胡椒與鹽少許 （醬料） 橄欖油1茶匙 （醬料） 檸檬汁10g（醬料） 起司絲20g （所有食材切塊用醬料 拌勻後，入烤箱烤熟， 再鋪上起司絲烤至金黃 即可食用）
1508大卡	462大卡	525大卡	521大卡
第8天	**什錦燕麥優格** 無糖優格200g 即食燕麥片10g （燕麥片先泡熱水軟化 成燕麥糊） 葡萄乾20g 原味綜合堅果10g **香蕉1根（160g）**	**雜糧飯100g** **彩椒雞丁** 雞胸肉丁100g 青椒丁60g 紅黃椒丁120g 蒜末10g 橄欖油1茶匙 **芝麻拌菠菜** 菠菜100g 白芝麻5g 香油1/2茶匙 **金針排骨湯** 乾金針10g 排骨清湯200cc	**鮮蚵炒麵** 生麵條40g 鮮蚵仔100g 肉絲50g 高麗菜絲100g 小白菜30g 紅蘿蔔絲20g 橄欖油2茶匙 **蒜香茼蒿** 茼蒿100g 蒜末少許 橄欖油1茶匙 **李子100g**
1500大卡	440大卡	500大卡	560大卡

熱量	早餐	午餐	晚餐
第9天	雜糧饅頭50g **雞胸肉沙拉** 燙熟雞胸肉80g 美生菜100g 油醋醬10g **無糖拿鐵** 鮮奶240cc 義式咖啡80cc 鳳梨100g	雜糧飯100g **雞肉壽喜燒** 去骨雞腿肉100g 洋蔥100g 紅蘿蔔30g 青蔥10g 海苔絲1湯匙 糖1茶匙 昆布高湯2湯匙 醬油1茶匙 柴魚片1茶匙 橄欖油1茶匙 **蒜香小白菜** 小白菜100g 蒜末少許 橄欖油1茶匙	**什錦炒飯** 雜糧飯100g 草蝦仁100g 瘦豬肉絲35g 雞蛋1顆 蒜末少許 洋蔥丁10g 杏鮑菇丁100g 紅蘿蔔丁10g 毛豆仁10g 白胡椒鹽少許 醬油1茶匙 青蔥末10g 橄欖油1茶匙 木瓜100g
1530大卡	529大卡	507大卡	494大卡
第10天	**鮮蝦櫛瓜烘蛋** 草蝦仁100g 櫛瓜100g 雞蛋2顆 起司絲10g 橄欖油1茶匙 **無糖豆漿500cc** 芭樂110g	雜糧飯100g **蒜苗炒豬肉** 瘦豬肉片100g 蒜苗50g 洋蔥40g 紅蘿蔔10g 橄欖油1茶匙 **蒜香娃娃菜** 娃娃菜120g 新鮮香菇50g 蒜末少許 橄欖油1茶匙	**香蔥拌麵** 青蔥末30g 生麵條40g 醬油1茶匙 橄欖油1茶匙 **炒空心菜** 空心菜100g 蒜末少許 橄欖油1茶匙 **香菇雞湯** 乾香菇10g 帶骨雞腿1隻 （180g） 薑片少許 蓮霧180g
1519大卡	496大卡	510大卡	513大卡

熱量	早餐	午餐	晚餐
第11天	**義式烤時蔬** 馬鈴薯120g 紅黃椒50g 玉米筍50g 綠花椰菜60g 橄欖油1茶匙 義大利香料少許 黑胡椒少許 鹽少許 **無糖拿鐵** 鮮奶240cc 義式濃縮咖啡80cc **水煮蛋1顆** **柳丁1顆（140g）**	**雞肉義大利麵** 生義大利麵40g 雞胸肉120g 洋蔥50g 紅蘿蔔20g 蘆筍100g 橄欖油1茶匙 蒜片少許 **白蘿蔔排骨湯** 白蘿蔔100g 排骨高湯1碗 **蘋果1顆（120g）**	**麻油雞燉飯** 糙米40g 雞腿肉100g 高麗菜50g 薑片5片 麻油1茶匙 無由高湯200cc **綜合菇豆腐湯** 金針菇50g 杏鮑菇50g 新鮮香菇50g 嫩豆腐140g 香油少許 薑絲少許
1501大卡	469大卡	507大卡	525大卡
第12天	**地瓜薏仁粥** 地瓜60g 薏仁20g（生重） （加水煮熟成粥狀） 涼拌豆腐 盒裝豆腐1/2盒 蠔油1茶匙 香油少許 青蔥末少許 **番茄菠菜炒蛋** 菠菜100g 大番茄120g 雞蛋1顆 橄欖油1茶匙 **黃西瓜200g**	**雜糧飯100g** **時蔬炒蝦仁** 蝦仁70g 玉米筍100g 大黃瓜120g 白胡椒鹽少許 橄欖油1茶匙 **炒三色時蔬** 黑木耳50g 茭白筍50g 芹菜20g 薑絲少許 橄欖油1茶匙 **紅棗枸杞雞湯** 棒棒腿1隻 紅棗10g（乾重） 枸杞10g（乾重） 薑片少許	**蔥爆豬柳炒麵** 生麵條40g 瘦豬肉80g 洋蔥100g 青蔥20g 蒜片少許 蠔油1茶匙 橄欖油1茶匙 **鯽魚湯** 鯽魚100g 薑絲少許 青蔥末少許 米酒1/2茶匙 **棗子1顆**
1598大卡	460大卡	565大卡	573大卡

熱量	早餐	午餐	晚餐
第13天	**香菇瘦肉糙米粥** 糙米40g 玉米粒25g 瘦豬肉末70g 乾香菇10g 新鮮香菇50g 排骨高湯250cc 青蔥末少許 白胡椒鹽少許 **葡萄柚半顆** （140g）	**海鮮湯麵** 生麵條40g 草蝦50g 牡蠣50g 鯛魚片100g 小白菜50g 綠豆芽50g **柴魚醬油茼蒿** 茼蒿150g 醬油1茶匙 柴魚片1/2茶匙 橄欖油1茶匙	**雜糧飯100g** **塔香肉末茄子** 瘦豬肉末100g 茄子100g 九層塔10g 薑片少許 醬油1茶匙 橄欖油1茶匙 **冬瓜昆布湯** 冬瓜200g 昆布5g（乾重） 薑片少許 **蒜香空心菜** 空心菜100g 蒜末少許 橄欖油1茶匙 **櫻桃80g**
1549大卡	410大卡	562大卡	577大卡
第14天	**燕麥粉蛋餅** 燕麥片打成粉40g 雞蛋2顆 高麗菜絲100g 橄欖油1茶匙 胡麻醬1茶匙 （燕麥粉與蛋液攪勻煎成蛋餅，蛋餅包高麗菜絲淋上胡麻醬即可食用） **蓮霧180g**	**雜糧飯100g** **蒜泥白肉** 瘦豬肉片100g 蒜泥10g 醬油膏1茶匙 番茄炒豆腐 大番茄200g 板豆腐80g 青蔥末10g 橄欖油1茶匙 **柴魚醬油拌秋葵** 秋葵100g 柴魚片少許 醬油1茶匙	**咖哩鮮蝦粉絲煲** 草蝦135g 生冬粉40g 洋蔥100g 青蔥段10g 薑片10g 咖哩粉1茶匙 蠔油1茶匙 橄欖油1茶匙 香菜末少許 **蒜香青江菜** 青江菜100g 蒜末10g 橄欖油1茶匙
1522大卡	465大卡	557大卡	500大卡

＊數據會因食材產地或種類不同而有所異動，熱量僅供參考

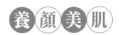

養顏美肌
一日三餐食譜（1538大卡／天）

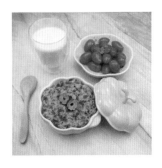

早餐
黑木耳燕麥粥套餐

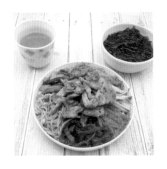

午餐
韓式蔬菜拌飯套餐

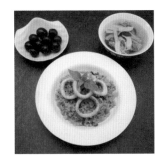

晚餐
義式中卷燉飯套餐

早餐
黑木耳燕麥粥套餐

POINT 黑木耳富含水溶性纖維，有助於腸道蠕動，預防便秘；黑糖含有礦物質，如鐵、鈣、維生素B群，有助於補充營養。

黑糖黑木耳燕麥粥　269 kcal

材料		作法
新鮮黑木耳	100克	1. 將黑木耳清洗後，放入果汁機中，加250cc水，攪打成細碎。
即食燕麥片	50克	2. 將黑木耳汁倒入鍋中用中火煮滾，再加入燕麥片、黑糖和紅棗片，待水滾後用小火熬煮3分鐘，期間要不斷攪拌，避免燒焦，煮成粥狀即可食用。
黑糖	10克	
紅棗片（乾重）	5克	

無糖豆漿250 cc　　80 kcal

小番茄200 g　　　60 kcal

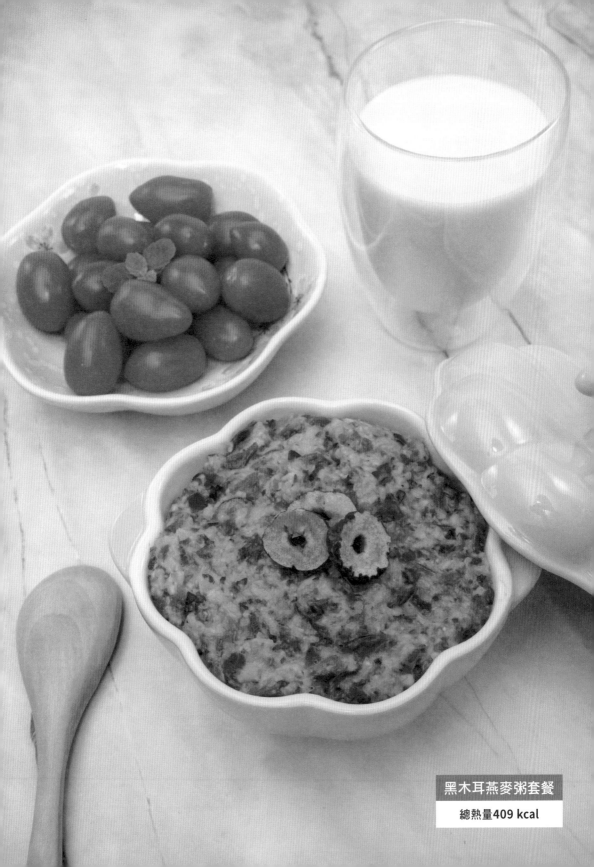

黑木耳燕麥粥套餐

總熱量409 kcal

午餐
韓式蔬菜拌飯套餐

POINT 這道餐點的營養原則是透過五顏六色的蔬菜，富含植化素、維生素和礦物質，有助於增強人體的抗氧化能力，減少因環境污染造成的氧化傷害。蔬菜可根據個人喜好進行更換。

韓式蔬菜拌飯　582 kcal

材料		作法
藜麥飯	150克	1. 將小黃瓜、紅蘿蔔、黑木耳洗淨切絲，菠菜洗淨切段備用。
瘦豬肉片	120克	2. 將肉片用醃料抓醃 15分鐘後，放入烤箱烤10分鐘，烤熟備用。
韓式泡菜	40克	3. 煮一鍋水，將菠菜、紅蘿蔔絲、黑木耳絲和豆芽菜燙熟後撈起備用。
菠菜	50克	4. 將醬料拌勻後，分別將所有蔬菜均勻裹上醬料。
豆芽菜	40克	5. 取一個大碗，盛上藜麥飯，放上烤好的肉片、泡菜和蔬菜即可食用。
小黃瓜	30克	
黑木耳	30克	
紅蘿蔔	10克	
醃料		
醬油	1茶匙	
糖	1茶匙	
米酒	1茶匙	
醬料		
薑末	1茶匙	
蔥末	1茶匙	
醬油	1湯匙	
昆布高湯	1湯匙	
芝麻油	1茶匙	

海帶芽湯　12 kcal

材料		作法
海帶芽（乾重）	5克	1.海帶芽泡水洗淨。
柴魚高湯	250cc	2.鍋中放入水1碗加入海帶芽和昆布高湯煮熟，加入少許鹽調味即可。
鹽	少許	

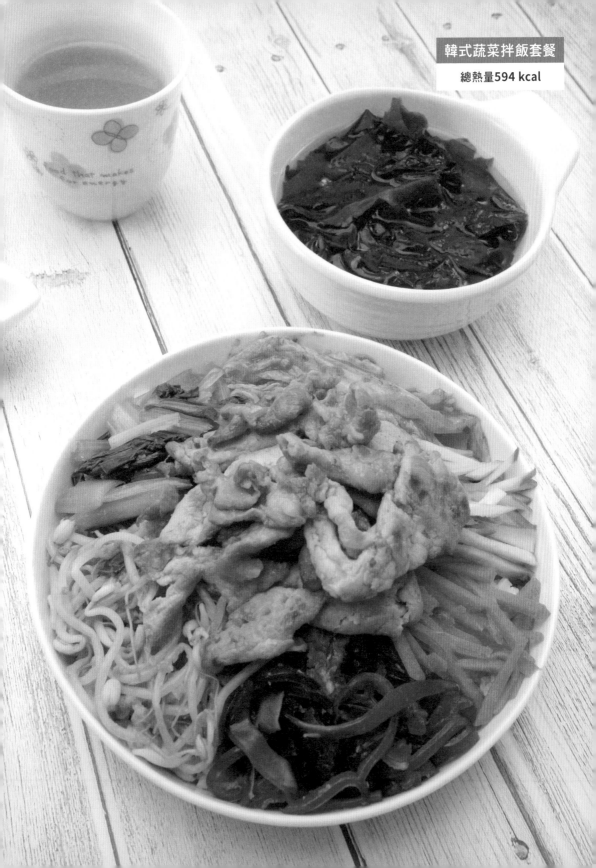

韓式蔬菜拌飯套餐

總熱量594 kcal

晚餐
義式中卷燉飯套餐

POINT 中卷屬於低脂肉類，很適合做為健康料理的食材。燉飯吸收中卷鮮美的湯汁更是美味，加入許多蔬菜提供了足夠的纖維質，方便又營養。

義式中卷燉飯　437 kcal

材料		作法
糙米	60克	1. 中卷去頭、內臟與透明薄膜，洗淨切片備用。
中卷	100克	2. 洋蔥、紅蘿蔔、鮮香菇洗淨後切小丁。
洋蔥	40克	3. 熱鍋，倒入1茶匙油，放入蒜末、洋蔥、紅蘿
紅蘿蔔	30克	蔔、香菇炒香，可加點雞湯幫助食材軟化，加入
鮮香菇	40克	中卷稍微炒一下，倒入糙米一起翻炒，再加點義
蒜末	1茶匙	大利香料與黑胡椒，炒勻後把米鋪平，加入雞湯
雞湯	400cc	把飯剛好蓋過。
黑胡椒	少許	4. 蓋上鍋蓋，以小火燉煮約10分鐘，等湯汁收乾、
義大利香料	少許	米飯由透明變白時，關火再悶10分鐘，待米心熟
鹽	少許	透後撒鹽調味即可起鍋。

什錦菇湯　38 kcal

材料		作法
金針菇	50克	1. 鮮香菇、杏鮑菇洗淨切片，金針菇去蒂頭備用。
鮮香菇	50克	2. 鍋中放入1碗水，加入薑絲、綜合香菇、1碗雞湯
杏鮑菇	50克	煮熟，加入少許鹽調味即可。
薑絲	少許	
去油雞湯	250cc	
鹽	少許	

葡萄100 g　60 kcal

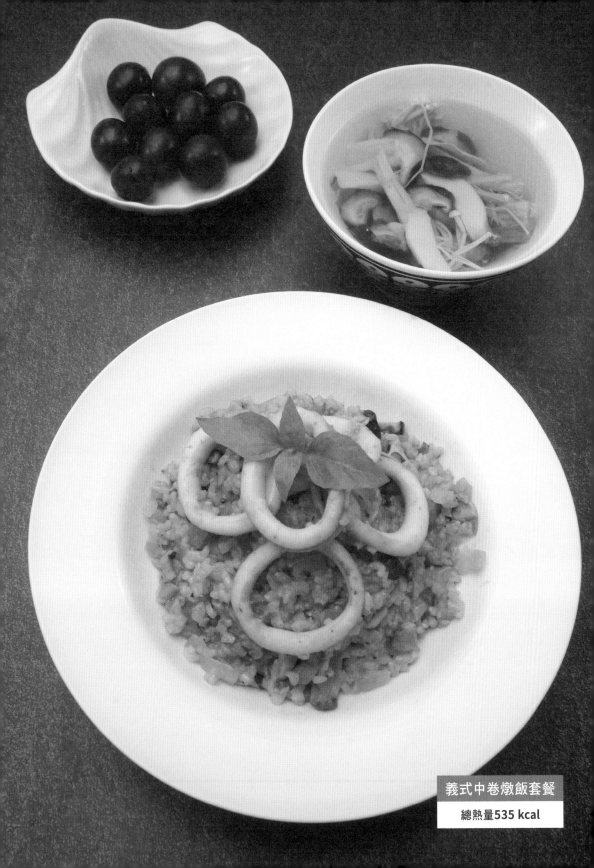

義式中卷燉飯套餐
總熱量535 kcal

14天 養 生 抗 壓

照著吃，健康無負擔

　　長期處於高壓工作下的職場人，常因忙碌而忽略養生，很容易淪落為亞健康族群。加上外食讓營養不均衡，蔬菜攝取量也較低，或常吃高熱量、油膩、鹽分高的食物，讓身體的壓力因子增加，進而讓身體感覺疲勞，甚至血壓不穩定。

　　有些降壓營養素，例如鈣、鉀、鎂、維生素B群與ω-3脂肪酸，能夠排解情緒並舒緩壓力。而維生素C與維生素E具有抗氧化作用，有助於降低壓力對身體的危害。這些人體不可或缺的降壓營養素應每天從自然食物中均衡攝取，以保持健康活力。

生活中我們可以利用幾個飲食小訣竅，來獲取天然的紓壓營養素，例如：

1. 三餐中至少有一餐以雜糧飯取代白飯，增加維生素B群與礦物質。

2. 每天攝取3份蔬菜與2份水果，獲取植化素、礦物質與纖維質。

3. 每天攝取乳製品或豆製品，獲取足夠的鈣質與蛋白質。

4. 每天吃一把堅果類，獲取維生素B群、E、ω-3脂肪酸與多種礦物質與維生素。

推薦給生活壓力大或心血管需保養者的14天養生抗壓菜單，一日熱量為1700～1800大卡，主要提升國人最缺乏的鈣質，同時增加維生素B群來對抗疲勞感，並攝取富含鉀的蔬菜水果來幫助降壓。如果為血壓易升高或是家族病史有心血管疾病者，則應留意在烹調時將鹽分減半，以進一步保護心血管健康。

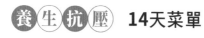 **14天菜單**

熱量	早餐	午餐	晚餐
第1天	**榛果芝麻燕麥糊** 黑芝麻粉30g 燕麥片打成粉15g 黑糖10g 鮮奶250cc （以上食材煮成糊） 加入碎榛果10g **芭樂170g**	**海鮮烤時蔬** 草蝦仁100g 鱸魚片120g 南瓜180g 白花菜100g 黃櫛瓜50g 蘆筍50g 義大利香料1茶匙 橄欖油2茶匙 （食材拌勻入烤箱烤熟） **水煮蛋1顆** **小番茄190g**	**什錦炒麵** 生麵條60g 花枝50g 豬肉絲50g 高麗菜120g 芹菜30g 紅蘿蔔30g 橄欖油1茶匙 **滷五香豆干** 五香豆干50g 醬油1茶匙 砂糖1茶匙 五香粉少許
1753大卡	545大卡	600大卡	608大卡
第2天	**芹香柳橙綠拿鐵** 柳橙1顆（100g） 西芹50g 燙熟地瓜葉50g 無糖優酪乳200cc **烤南瓜魚片** 南瓜120g 鯛魚片70g 義大利香料少許 胡椒鹽少許 橄欖油1茶匙 （食材拌勻入烤箱烤熟即可） **原味綜合堅果10g**	**麻油豬肉炒飯** 糙米飯130g 瘦豬肉片120g 金針菇100g 雞蛋1顆 薑片10g 青蔥末10g 麻油1茶匙 **冬瓜昆布湯** 冬瓜200g 昆布5g（乾重） 薑絲少許 **櫻桃80g**	**牛肉壽喜烏龍麵** 烏龍麵180g（熟重） 瘦牛肉片100g 洋蔥100g 紅蘿蔔30g 青蔥10g 糖1茶匙 醬油1茶匙 柴魚片1茶匙 橄欖油1茶匙 **涼拌苦瓜** 苦瓜200g 薑絲10g 醬油1茶匙 香油1茶匙 糖5g
1738大卡	470大卡	649大卡	619大卡

＊1700～1800大卡／天；血壓偏高者請少鹽調味
＊食材皆為生重，如為熟重會特別註明

熱量	早餐	午餐	晚餐
第3天	南瓜燕麥牛奶粥 南瓜切丁100g 即食燕麥片20g 新鮮白木耳切碎100g 核桃切碎5g 鮮奶400cc （把南瓜、燕麥和白木耳放入鍋中加點水淹過食材，開小火煮熟，最後加入鮮奶煮熱即可） 鳳梨125g	雜糧飯130g 香烤秋刀魚 秋刀魚110g 胡椒鹽少許 芝麻拌菠菜 菠菜150g 白芝麻5g 香油1/2茶匙 豆腐味噌湯 板豆腐40g 海帶芽5g（乾重） 味噌1茶匙 砂糖1/2茶匙	黑胡椒嫩雞燴飯 雜糧飯130g 雞腿肉100g 洋蔥50g 蘆筍50g 彩椒50g 杏鮑菇50g 雞蛋1顆 黑胡椒1/2茶匙 醬油1茶匙 橄欖油1茶匙 小番茄190g
1785大卡	520大卡	639大卡	626大卡
第4天	鮪魚總匯三明治 全麥薄片吐司2片 （共60g） 水漬鮪魚罐頭50g 荷包蛋1顆 美生菜50g 小黃瓜片20g （用吐司將食材夾起即可食用） 原味綜合堅果10g 無糖鮮奶茶 紅茶包1包 熱開水200cc （泡紅茶包） 鮮奶240cc	鮮蝦手卷 糙米飯130g 燙熟蝦仁100g 韓式泡菜50g 燙熟菠菜100g 海苔片1片 （海苔片把食材捲起） 雞肉串燒 雞腿肉100g 醬油1茶匙（醃肉） 米酒1/2茶匙（醃肉） 蒜末少許（醃肉） 糖1/2茶匙（醃肉） 青椒片80g 青蔥段20g （竹籤把肉與蔬菜串起烤熟即可） 蓮霧180g	雜糧飯130g 荷蘭豆炒花枝 花枝100g 荷蘭豆100g 洋菇50g 紅蘿蔔20g 蒜末少許 橄欖油1茶匙 蒜香青江菜 青江菜150g 蒜末少許 橄欖油1茶匙 番茄排骨湯 豬小排100g （帶骨重） 大番茄200g 薑片少許 芭樂170g
1720大卡	525大卡	582大卡	613大卡

熱量	早餐	午餐	晚餐
第5天	香蕉藍莓燕麥優格 無糖優格200g 藍莓80g 香蕉80g 即食燕麥片50g （燕麥泡水軟化） 原味綜合堅果10g **無糖紅茶**	野菜豆奶鍋 牛蒡150g 鴻喜菇100g 大白菜100g 去骨雞腿肉120g 無糖豆漿240cc 生冬粉40g **小番茄190g**	雜糧飯130g **薑汁燒肉** 瘦豬肉片120g 洋蔥60g 紅蘿蔔20g 薑泥1茶匙（醃肉） 醬油、米酒少許 （醃肉） 橄欖油1茶匙 **黑木耳炒蝦仁** 草蝦仁70g 黑木耳100g 薑絲10g 橄欖油1茶匙 **芝麻秋葵** 秋葵100g 醬油1茶匙 昆布高湯1茶匙 白芝麻1茶匙
1734卡	482大卡	614大卡	638大卡
第6天	時蔬起司馬鈴薯 馬鈴薯200g 綠花椰菜100g 白花椰菜100g 起司片1片 橄欖油1茶匙 黑胡椒、鹽少許 （食材混勻入烤箱烤熟， 鋪上起司片即可） **無糖拿鐵** 鮮奶240cc 義式濃縮咖啡80cc **鳳梨100g**	雜糧飯130g **塔香腰果雞丁** 雞丁90g 青椒50g 紅甜椒50g 腰果10g 蒜末少許 九層塔10g 橄欖油1茶匙 **開陽白菜** 大白菜100g 新鮮黑木耳10g 蒜片10g 蝦米1/2茶匙 橄欖油1茶匙 **蒜香空心菜** 空心菜100g 蒜末10g 橄欖油1茶匙	芥藍豬肉炒麵 生麵條60g 瘦豬肉片100g 芥藍菜100g 蒜片10g 醬油1茶匙 沙茶醬1/2茶匙 橄欖油1茶匙 **番茄黃豆芽湯** 大番茄50g 黃豆芽50g **哈密瓜160g**
1757大卡	517大卡	606卡	634大卡

熱量	早餐	午餐	晚餐
第7天	黑芝麻燕麥奶 即食燕麥片40g 黑芝麻粉20g 香蕉110g 鮮奶240cc （所有食材攪打成汁即可）	時蔬牛肉炒冬粉 瘦牛肉片100g 生冬粉40g 洋蔥50g 茼蒿100g 醬油1茶匙 橄欖油1茶匙 白芝麻少許 絲瓜豆腐湯 絲瓜200g 板豆腐80g 薑絲少許 桃子100g	關東煮 玉米180g 白蘿蔔120g 鮮香菇100g 紅蘿蔔50g 鵪鶉蛋50g 豬血100g 昆布10g（乾重） 烤味噌鯛魚 鯛魚片120g 味噌1茶匙 醬油1/2茶匙 糖1/2茶匙 白芝麻少許
1730大卡	532大卡	592大卡	606大卡
第8天	麥片鹹粥 小白菜切絲100g 鮮香菇片50g 即食燕麥片50g 洋蔥丁20g 雞蛋1顆 雞胸肉片50g 南瓜籽10g 胡椒鹽少許 （加水500cc煮成粥） 紅肉火龍果120g	雜糧飯130g 高麗菜厚蛋燒 雞蛋2顆 高麗菜絲100g 橄欖油1茶匙 茭白筍優格沙拉 燙熟茭白筍100g 優格沙拉醬1湯匙 金黃起司豆腐 板豆腐150g 起司絲2湯匙 青椒丁20g 味噌（醃豆腐） 1茶匙 醬油（醃豆腐） 1/2茶匙 （醃豆腐撒上青椒丁與起司絲，入烤箱烤至金黃即可） 奇異果1顆	雜糧飯130g 魚片蒸豆腐 鯛魚片120g 板豆腐100g 蔥、薑絲適量 蠔油2茶匙 香油1茶匙 芥藍咖哩肉絲 豬肉絲70g 芥藍菜100g 蒜末5g 咖哩粉1/2茶匙 沙茶醬1茶匙 橄欖油1茶匙 柴魚纖筍 燙熟竹筍100g 柴魚片5g 醬油1茶匙 白蘿蔔湯 白蘿蔔100g 無油高湯300cc 香菜少許
1715大卡	502大卡	621大卡	592大卡

熱量	早餐	午餐	晚餐
第9天	**地瓜起司蛋捲** 蒸熟地瓜泥120g 起司片1片 美生菜100g 毛豆仁10g 蛋皮1張 （用2顆雞蛋加1茶匙 橄欖油煎蛋皮，將食材 捲起即可） **木瓜200g**	**蓮子山藥排骨粥** 豬小排240g（帶骨 重） 山藥70g 白米20g 蓮子20g（乾重） 紅棗20g（乾重） 薑片少許 **蠔油芥藍菜** 芥藍菜170g 蠔油1茶匙 橄欖油1茶匙	**豬肉白菜鍋** 大白菜200g 瘦豬肉片200g 金針菇100g 杏鮑菇100g 玉米筍100g 昆布10g（乾重） 薑片少許 生冬粉40g **美濃瓜／香瓜165g**
1714大卡	501大卡	661大卡	552大卡
第10天	**蔬果精力湯** 蒸熟地瓜120g 菠菜25g 西芹25g 蘋果50g 杏仁5顆(10g) 無糖豆漿300cc （食材進入食物調理機 打成精力湯） **水煮蛋1顆**	**雜糧飯130g** **焗烤香料魚** 鯛魚片110g 義大利香料1/2茶匙 米酒1茶匙 起司絲1湯匙 **莧菜蛋包** 雞蛋1顆 莧菜切絲80g 橄欖油1茶匙 **芝麻牛蒡** 牛蒡絲120g 醬油1/4茶匙 柴魚片1/4茶匙 糖1/2茶匙 白芝麻1茶匙	**雜糧飯130g** **燒烤豬肉捲** 瘦豬肉片85g 茭白筍60g 紅蘿蔔40g 醬油1茶匙（醃肉） 薑泥、米酒少許 （醃肉） （肉片醃好後，把蔬菜捲 起來進烤箱烤熟即可） **韭菜花燒豆腐** 板豆腐80g 韭菜花100g 蒜頭5g 橄欖油1茶匙 **黑木耳玉米筍** 玉米筍60g 黑木耳40g 薑絲少許 橄欖油1茶匙 **橘子一顆（160g）**
1720大卡	412大卡	680大卡	628大卡

熱量	早餐	午餐	晚餐
第11天	原味貝果半顆 （60g） 美生菜100g 新鮮藍莓160g 水煮蛋1顆 無糖優格200g 原味綜合堅果10g	焗烤野菇通心麵 生通心麵60g 雞胸肉100g 綠花椰菜60g 鴻喜菇50g 金針菇20g 洋蔥40g 鮮香菇50g 雞湯50cc 鮮奶100cc 橄欖油1茶匙 黑胡椒少許 起司絲30g（焗烤用） 橘子一顆（160g）	義式手抓海鮮 草蝦90g 小卷70g 鯛魚片100g 馬鈴薯90g 南瓜100g 鮮香菇100g 綠花椰菜100g （以下為醬料） 蒜泥1茶匙 橄欖油1茶匙 義大利香料1/2茶匙 番茄醬1茶匙 檸檬汁1茶匙 醬油1茶匙 胡椒鹽少許 （所有食材燙熟淋上 醬料拌勻即可）
1769大卡	479大卡	660大卡	630大卡
第12天	稀飯250g 烤鯖魚 鯖魚片70g 荷包蛋 雞蛋1顆 橄欖油1茶匙 蒜香高麗菜 高麗菜100g 蒜末少許 橄欖油1茶匙	秋葵豬肉丼飯 雜糧飯130g 豬梅花薄片100g 洋蔥100g 燙熟秋葵切片100g 青蔥末少許 柴魚片少許 醬油1茶匙 味醂1/2茶匙 橄欖油1茶匙 小番茄190g	雜糧飯130g 香煎豆腐 板豆腐80g 青蔥末少許 醬油1茶匙 高湯2茶匙 橄欖油1茶匙 清燉番茄牛肉湯 牛腱120g 大番茄200g 紅蘿蔔50g 洋蔥50g 青蔥10g 薑片10g 八角1顆 炒空心菜 空心菜100g 蒜末少許 橄欖油1茶匙 黃西瓜210g
1768大卡	622大卡	561大卡	585大卡

熱量	早餐	午餐	晚餐
第13天	**法式麵包三明治** 法式長棍麵包100g 大番茄切片100g 蘿美生菜100g 起司片1片 （用麵包將生菜與起司夾起即可食用） **鮮奶240cc** **草莓160g**	**雜糧飯130g** **白蘿蔔燉肉** 梅花豬肉塊100g 白蘿蔔100g 紅蘿蔔50g 青蔥段10g 薑片少許 冰糖1茶匙 醬油1茶匙 **九層塔煎蛋** 九層塔20g 雞蛋1顆 橄欖油1茶匙 **蒜香玉米筍** 玉米筍50g 蒜末少許 橄欖油1/2茶匙	**鮭魚義大利麵** 生義大利麵60g 鮭魚100g 洋蔥20g 洋菇20g 蘆筍100g 鮮奶100cc 蒜片10g 橄欖油1茶匙 黑胡椒少許
1753大卡	561大卡	616大卡	576大卡
第14天	**地瓜酪梨生菜沙拉** 地瓜120g 蘿美生菜100g 苜蓿芽50g 大番茄100g 酪梨100g 水煮蛋1顆 百香果2顆（140g） 油醋醬1茶匙 **無糖豆漿240cc**	**絲瓜蛤蜊麵線** 生麵線60g 絲瓜200g 薑絲少許 蛤蜊(帶殼)10顆 清雞湯200cc **香烤雞腿排** 去骨雞腿肉120g （烤箱或氣炸鍋皆可） **芭樂170g**	**雜糧飯130g** **烤味噌旗魚** 旗魚片120g 味噌1茶匙 **塔香茄子豆腐** 板豆腐80g 茄子100g 九層塔10g 蒜片10g 橄欖油1茶匙 **涼拌小黃瓜** 小黃瓜150g 薑絲10g 白醋1茶匙 砂糖1茶匙 **薑絲肉片湯** 豬肉片35g 薑絲10g 青蔥末少許 米酒少許 香油少許
1732大卡	510大卡	599大卡	623大卡

＊數據會因食材產地或種類不同而有所異動，熱量僅供參考

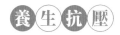

養生抗壓
一日三餐食譜（1781大卡／天）

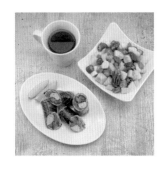

早餐
檸檬雞柳吐司捲套餐

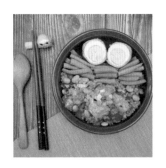

午餐
鮭魚炊飯套餐

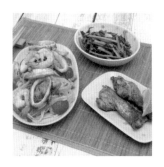

晚餐
泰式海鮮涼麵

早餐
檸檬雞柳吐司捲套餐

POINT 具檸檬清香的雞柳夾在吐司捲中，加上新鮮蔬菜，清爽不油膩的早餐，一整天都很有精神！

檸檬雞柳吐司捲　287 kcal

材料		作法
去邊的全麥吐司（薄片）	2片	1. 雞柳用少許白胡椒、鹽、檸檬汁與檸檬皮（表皮綠色的部分用削皮刀稍微刮一點下來）醃漬15分鐘，再把雞柳放入鍋中煎熟備用。
雞柳條	70克	2. 小黃瓜、紅蘿蔔洗淨切成細長條狀，用一點鹽抓醃靜置一下，再瀝乾去除水分備用。
小黃瓜	50克	3. 海苔剪成與去邊吐司相同大小，竹簾上先放上海苔，擺上吐司，在吐司中間偏下位置，依序放上雞柳、小黃瓜與紅蘿蔔，用保鮮膜輔助捲成壽司狀即可食用。
紅蘿蔔	40克	
海苔	1/2片	
檸檬汁	1茶匙	

蘋果溫沙拉　284 kcal

材料		作法
秋葵	50克	1. 秋葵、玉米筍與紅蘿蔔洗淨，切成適口大小，用沸水燙熟後取出，放入冰水中冰鎮備用。
玉米筍	50克	2. 蘋果切小塊，與蔬菜拌一下，撒上原味綜合堅果、起司與胡麻醬即可食用。
紅蘿蔔	30克	
蘋果	120克	
原味綜合堅果	10克	
起司	30克	
胡麻醬	2茶匙	

無糖紅茶　0 kcal

材料		作法
紅茶包	1包	紅茶包用熱水泡開即可。
熱開水	300cc	

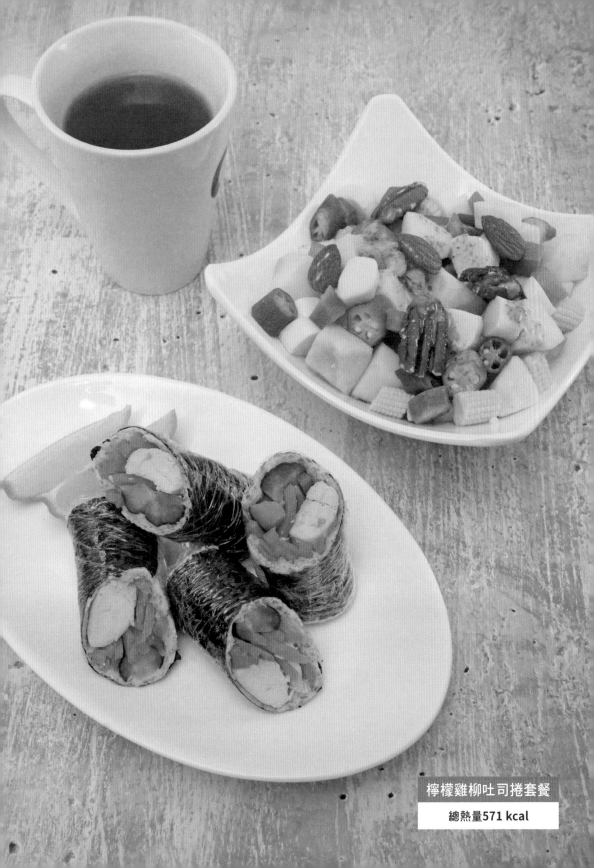

檸檬雞柳吐司捲套餐

總熱量571 kcal

午餐
鮭魚炊飯套餐

POINT 鮭魚含ω-3不飽和脂肪酸,對於抑制發炎或保護心血管有益處,並含蛋白質、蝦紅素、維生素D、B群等營養素,維持神經健康。

鮭魚炊飯　437 kcal

材料		作法
糙米	60克	1. 糙米洗淨,新鮮香菇與大番茄洗淨切塊備用。
鮭魚	80克	2. 鮭魚切塊後,用少許米酒抓醃。
大番茄	100克	3. 取一炒鍋,將香菇、大番茄、毛豆仁、鮭魚塊稍
毛豆仁	10克	微拌炒後,再加入糙米與醬油炒勻,撒上適量白
新鮮香菇	50克	胡椒粉後,將所有食材倒入電子鍋內鍋中,加入
醬油	1茶匙	60cc的雞湯或水,按下電子鍋開關將炊飯蒸熟即
米酒	少許	可。

POINT 蛋白質豐富的一道菜,選擇瘦肉脂肪量低更健康,豬肉片可換成牛肉片,口味多變又豐富。

水煮蛋豬肉捲 160 kcal

材料		作法
瘦豬肉片	30克	1. 水煮蛋煮熟後剝殼備用,四季豆燙熟,灑點鹽調
水煮蛋	1顆	味備用。
四季豆	50克	2. 豬肉片加入醃料醃15分鐘。
醃料		3. 用豬肉片將水煮蛋捲起來。
醬油	1/2茶匙	4. 平底鍋中加入1茶匙橄欖油加熱,豬肉捲收口向
糖	1/2茶匙	下放入鍋中,煎至每一面都上色,待稍涼對半切
蒜末	少許	開,與四季豆一起裝盤即可食用。

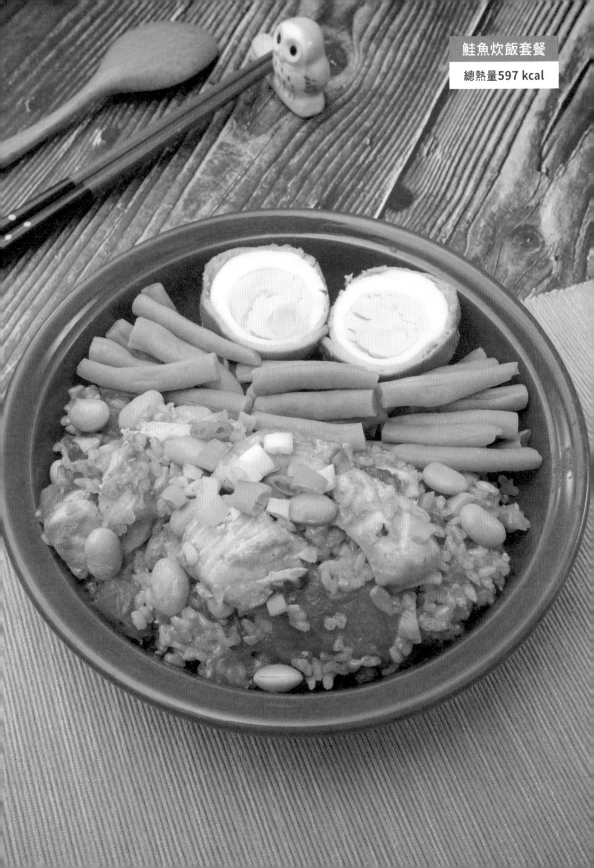

鮭魚炊飯套餐

總熱量597 kcal

晚餐
泰式海鮮涼麵

POINT 青木瓜含有維生素A與木瓜酵素，有調節生理機能及幫助體內環保的作用，搭配低脂高蛋白的海鮮與酸辣的醬汁，非常消暑開胃。

泰式海鮮涼麵　328 kcal

材料		作法
涼麵（熟重）	120克	1. 將蝦米用清水沖洗一下，放入烤箱稍稍烤乾（大約烤5分鐘）放涼備用。把醬汁材料放入碗中攪拌均勻備用。
草蝦仁	90克	
透抽	50克	
青木瓜	100克	2. 青木瓜洗乾淨後去皮刨成絲，小番茄對切備用。
小番茄	90克	
花生米	10克	3. 青木瓜絲先用少許鹽抓醃15分鐘，再用冷開水沖洗青木瓜絲，並把水擠乾，青木瓜絲淋上醬汁拌勻備用。
醬汁		
蝦米	1茶匙	
糖	1茶匙	4. 麵條燙熟放涼備用。草蝦仁與透抽用米酒與鹽抓醃一下，放入平底鍋中乾煎至熟透即可起鍋。
檸檬汁	2茶匙	
蒜末	5克	5. 取一個碗放上麵條、涼拌青木瓜絲、草蝦仁與透抽，灑上花生米與小番茄即可食用。
薑末	5克	
魚露	1茶匙	
辣椒末	少許	
香菜末	少許	

香烤雞腿排　215 kcal

材料		作法
去骨雞腿肉	100克	1. 雞腿肉用醃料抓醃15分鐘備用。
醃料		2. 將醃好的雞腿肉放入烤箱180度烤20分鐘，烤熟即可（用氣炸鍋亦可）。
醬油	1茶匙	
米酒	1茶匙	
義式香料	1/4茶匙	

蒜香空心菜　70 kcal

材料		作法
空心菜	100克	1. 空心菜洗淨切成段備用。
蒜末	5克	2. 取一炒鍋熱油鍋，將蒜末放入鍋中爆香，再放入空心菜炒熟，起鍋前撒鹽拌勻即可。
橄欖油	1茶匙	

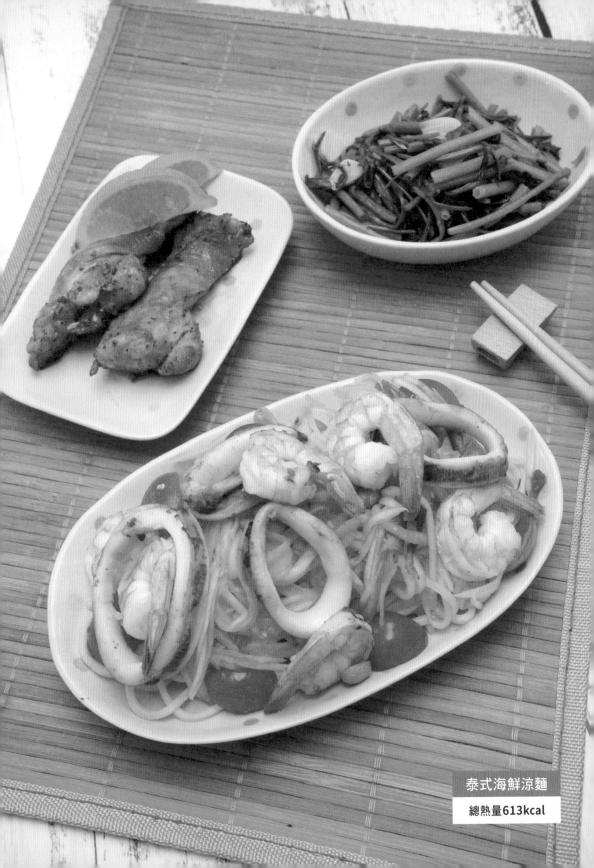

泰式海鮮涼麵
總熱量613kcal

14天 外 食 減 脂

照著吃，甩油好健康

　　忙碌的現代人總沒有時間自行料理食物，想吃外食又怕越吃越胖。以下教你幾個挑選原則，只要照著選擇食物，就能減低對身材的殺傷力。

外食原則1・早餐

　　若想控制醣類攝取以維持體重，則可減少主食類的份量。早餐主食類可以選擇地瓜、燕麥飲、高纖吐司等。便利商店的御飯糰則是適合較高活動量的人，例如有重訓或規律運動者可多吃一點澱粉類來儲存能量。生菜沙拉與水果盒是纖維的來源，可以適量食用。飲料方面，無糖豆漿、鮮奶或無糖茶類、美式咖啡都是不錯的選擇。如果想喝加鮮奶的拿鐵，則以無糖拿鐵較適當。

　　要避免攝取高脂高油的早餐，如油條、奶酥麵包、蛋糕等。吃多了高油脂的早餐除了越吃越胖，還可能影響健康。

外食原則2・午餐、晚餐

在外用餐的人應該要挑選多樣化且高纖維的菜色，才能避免營養素不均衡。例如在自助餐點菜時，可以選擇雜糧飯代替白米飯，並選擇至少兩份蔬菜，放入碗中的蔬菜應目測約為一個平碗的份量。

還有，應該避免選擇炸食，而是多選擇蒸、炒、煮的菜餚。蒸煮的食物能保持食物本身的營養，而且在製作的過程中溫度相對柔和（保持在100℃左右），避免高溫烹煮時造成的油脂過氧化。此外，當蒸煮含有油脂（如肉類）的食物時，還可釋放部分油脂，減低油膩感。

另外，要記得少選擇加工品食材。例如，魚丸、貢丸可能會加入結著劑以增加口感或彈性；醃黃蘿蔔、火腿或香腸等，可能加入人工合成色素以提升美觀度；香腸、火腿、臘肉、培根、鴨肉等加工品則可能加入保色劑與亞硝酸鹽，為了能在室溫下存放並呈現鮮紅色澤。此外，為了增加風味，加工品通常加入大量味素或鹽。因此，建議在選擇食材時應選用未加工的原型食物，以避免攝入過多的化學合成物。

外食原則3・便利商店

現今便利商店的鮮食已經很普遍且方便，食材內容與熱量標示清楚。需要控制熱量的人，可以依照自己體型選擇適當

的品項食用。例如，一個成年男性一餐熱量約需要700～800大卡，選擇一份咖哩雞燴飯再搭配一份生菜沙拉（日式和風醬），熱量足夠且纖維質高，是個不錯的選擇。女性一餐熱量約需500～600卡，可選擇熱量低一點的便當，再搭配一份水果或是生菜沙拉。

若想喝飲料，則以無糖茶類或礦泉水取代汽水、果汁等飲料。血壓高的人，就要注意食品標示中的鈉含量，一餐的鈉含量加總起來不要超過600毫克。

外食原則4‧水果

外食者最擔心水果攝取量不足，容易造成便秘或水腫等情形，且營養素也容易不均衡。便利商店有水果可購買，或者可到水果行採購一星期的水果放進冰箱保存，例如芭樂、柳丁、橘子、奇異果、蘋果等水果都可以存放較久，養成每日吃水果的習慣對健康有益處。

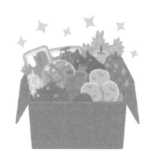

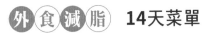 **14天菜單**

* 1400～1500大卡／天
* 市售產品食材份量或食材產地各有不同，熱量僅供參考

熱量	早餐	午餐	晚餐
第1天	**便利商店** 烤地瓜1顆（120g） 茶葉蛋1顆 鮮奶240cc 蘋果1顆	**自助餐** 雜糧飯半碗 炒蔬菜2份 涼拌皮蛋豆腐1份 清蒸魚1份	**麵食館** 海鮮烏龍湯麵 （中碗的麵量，湯不要 喝或只喝一半） 燙青菜1份
1461大卡	425大卡	496大卡	540大卡
第2天	**早餐店** 皮蛋瘦肉粥1碗 （容量約350cc） 無糖豆漿300cc	**麵食館** 高麗菜豬肉水餃8顆 燙青菜（或涼拌小黃 瓜）1份	**海鮮小火鍋** 選昆布湯底 （飯與火鍋料不吃 其餘可吃完） 鳳梨半碗
1462大卡	481大卡	470大卡	511大卡
第3天	**便利商店** 無糖優格100g 香蕉1根（約110g） 綜合堅果20g 無糖拿鐵中杯（熱）	**自助餐** 雜糧飯半碗 炒蔬菜2份 滷雞腿1隻 白蘿蔔湯1碗	**加熱滷味** 青菜2份 香菇1份 鳥蛋1份 豆干1份 冬粉1份
1441大卡	501大卡	530大卡	410大卡
第4天	**麥當勞** 豬肉滿福堡1個 四季沙拉1份 水果袋1份 無糖熱紅茶1杯	**麵食館** 清燉牛肉麵1碗 （中碗的麵量） 燙青菜1份	**日式迴轉壽司** 生魚片握壽司4顆 味噌湯1碗 茶碗蒸1份 燙青花菜或秋葵1份 柳丁1顆
1473大卡	393大卡	550大卡	530大卡

熱量	早餐	午餐	晚餐
第5天	**便利商店** 茶葉蛋1顆 綜合堅果20g 水果隨行杯1盒 無糖優酪乳200cc	**小吃類** 潤餅捲1份 （無糖花生粉） 骨仔肉湯1碗	**義式餐廳** 清炒海鮮義大利麵 （無紅醬或白醬） 番茄蔬菜清湯 水果生菜沙拉1份
1426大卡	391大卡	480大卡	555大卡
第6天	**早餐店** 雜糧饅頭夾蛋1份 蘋果1顆（120g） 無糖紅茶1杯	**麵食館** 陽春湯麵1碗 嘴邊肉1份 滷蛋1顆 燙青菜1份	**便利商店** 五色溫蔬菜1盒 （日式和風醬） 關東煮玉米2塊 關東煮蘿蔔2塊 關東煮香菇2塊 茶葉蛋1顆 四季水果拼盤1盒
1445大卡	415大卡	550大卡	480大卡
第7天	**便利商店** 鮪魚御飯糰1個 四色海藻生菜1盒 （日式和風醬） 無糖拿鐵中杯（熱）	**健康便當店** 嫩煎雞胸便當 （主食約半碗飯量） 芭樂半顆	**韓式餐廳** 韓式泡菜鍋1份 （不吃飯） 無糖茶類
1494大卡	484大卡	510大卡	500大卡
第8天	**便利商店** 無糖燕麥飲300cc 農夫十蔬沙拉1盒 （日式和風醬） 舒肥雞胸肉110g 蘋果1顆（120g）	**越南料理** 越式雞肉河粉1份 炒青菜1盤	**鐵板燒** 飯半碗 鮮炒蝦仁1份 炒空心菜1份 炒豆芽菜1份 紫菜蛋花湯1碗 無糖茶類
1497大卡	442大卡	550大卡	505大卡
第9天	**早餐店** 蔬菜蛋餅1份 無糖豆漿300cc	**健康便當店** 烤鯛魚片便當 （主食約3/4碗飯量） 橘子1顆	**日式餐廳** 醬油拉麵1份 （湯不喝或只喝一半）
1468大卡	426大卡	494大卡	548大卡

熱量	早餐	午餐	晚餐
第10天	**便利商店** 烤地瓜1顆（180g） 香草烤雞沙拉1盒 香蕉1根（約110g） 美式咖啡1杯	**麵食店** 泰式酸辣涼麵1份 （小） 味噌湯1份 滷海帶1份	**西式排餐** 水果生菜沙拉1份 海鮮番茄湯1碗 香煎鱸魚排餐 無糖茶類
1484大卡	434大卡	445大卡	605大卡
第11天	**MOS漢堡** 番茄吉士蛋堡 柑橘綜合果汁1杯 （200cc）	**麵食館** 海鮮炒烏龍麵1份 涼拌小黃瓜1份 奇異果1顆	**自助餐** 雜糧飯半碗 炒蔬菜2份 蒜泥白肉1份 紫菜湯1碗
1499大卡	381大卡	612大卡	506大卡
第12天	**便利商店** 地瓜雞胸肉沙拉1盒 無糖豆漿450cc 小番茄190g	**韓式料理** 石鍋拌飯 （飯吃一半） （整份熱量約720大卡， 飯吃一半熱量可減少 140大卡）	**烤雞速食店** 烤大雞腿1隻 涼拌胡麻青花菜1份 無糖綠茶1杯
1483大卡	437大卡	580大卡	466大卡
第13天	**早餐店** 起司蔬菜蛋餅1份 無糖豆漿300cc	**自助餐** 雜糧飯半碗 炒蔬菜2份 蔥油雞棒腿1份 紫菜湯1碗 葡萄100g	**連鎖牛肉麵店** 原汁牛肉麵 （麵吃一半） （麵全吃完共700大卡， 麵吃一半減少140大卡）
1495大卡	420大卡	515大卡	560大卡
第14天	**MOS漢堡** 雞肉三明治 （吐司、雞蛋、雞肉、 萵苣） 無糖紅茶1杯 蘋果1顆（120g）	**健康便當店** 烤鯖魚便當1個 （飯量約3/4碗）	**SUBWAY潛艇堡** 酪梨鮮蝦潛艇堡 （黃芥末醬） 無糖日式綠茶1瓶 紅西瓜1碗（180g）
1404大卡	415大卡	580大卡	409大卡

營養師不是神仙、仙女，營養師也會吃外食

一般來說，我的早餐與晚餐會自己料理，中餐比較有機會外食，而外食的選擇就是住所與工作附近的餐館。考量口味、店家衛生程度與方便性，我最常吃的前五名是：便當店、越式河粉、涼麵、便利商店與小火鍋。外食頻率大約是一星期外食5至7餐，通常假日下廚機率較少，但我在平日會吃得比較嚴謹，假日就可以與家人朋友享受美食，放鬆一下。

外食時我會配合親友，不會堅持一定要吃什麼食物，只要把握高纖、少油與減鈉的原則，即使是義式餐廳、西餐館、日式料理等，也可以吃得很健康。

偶爾為了方便，我也會吃泡麵，泡麵會選擇非油炸麵，並且加入蔬菜與雞蛋或肉片一起煮，維持各種類食物的均衡度。但是泡麵最讓人詬病的是他的鈉含量，因此醬料包要減半，或是水加多一點但不喝湯，如此一來可將鈉減少。

特別提醒，外食真的很容易水腫，通常假日大吃過後的星期一，我量體重時就會發現比平常多1公斤，但只要嚴格控制鈉、多吃蔬菜與多喝水，讓滯留在身體的水分排除，隔天體重就會恢復正常。加上我每天都會自己泡茶，茶有兒茶素對健康有益，也可以利尿，一舉多得。因此，經常外食的人一定要注意多吃蔬菜、多喝水，避免太鹹的食物，否則很容易鈉攝取過量而影響健康。

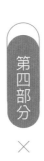

第四部分

×

不老飲食生活與日常保健

預防醫學的重要

均衡飲食幫助提高免疫力

保健營養品該怎麼吃

增強心肺功能的運動

後疫情時代，
預防醫學變得尤為重要

　　經過這幾年與新冠肺炎的抗戰，進入了後疫情時代，全球一致的方向是與病毒共存，想要不受病毒威脅，健康地生存下去，人們開始重視預防醫學的重要性，健康意識逐漸抬頭，這也讓人們在維持健康的行為和思考方向上有了些許改變。

最新健康趨勢

❶ 原本以減肥為導向的飲食控制，進化為增強免疫、預防疾病的健康飲食

　　以往執行飲食控制的人，一部分是想減肥的人，一部分是已經罹患慢性病如糖尿病、高血壓或腎病患者。現在，大家對免疫觀念大大提升，尤其見識到新冠病毒對於老年人、免疫低下者或慢性病者的攻擊更為嚴重後，更了解到維持健康的身體才是最好的疫苗，因此大家紛紛轉而關注增加營養素，並著重提升免疫力的飲食習慣。這種轉變非常好，藉由飲食控制不但可以將體態維持在標準範圍，外表看起來也會更年輕，而且罹

患慢性病的機率降低，自然延緩器官老化的速度，一舉多得。

❷ 開始重視保健品的補充，增加功能性食品的攝取機會

　　外食族的飲食無法面面俱到，或因工作繁忙無法兼顧營養素的人，往往會考慮直接攝取保健品或機能性食品。疫情爆發的這幾年，原本沒有吃保健品習慣的人開始嘗試，以往沒按時吃保健品的人也開始規律補充，造就了保健品市場的蓬勃發展。然而，人們有時因廣告太多使人眼花撩亂，迷失了方向，或是攝取不必要的產品反而造成健康負擔，此時我們應需要基本的辨識能力，學習正確的營養觀念，或尋求專業人士的協助，才能知道自己缺乏什麼，以及如何選擇適合的保健品。

❸ 重視食材來源與標章，追求有機、環保與永續發展

　　新冠肺炎最嚴重的那一年，全球陸續實施封鎖令、工廠停工，卻也讓空氣突然變乾淨了，有點諷刺，但是這也讓人們開始重視環境保育，大家意識到「地球健康了，生存在地球上的人民才會健康」。因此，人們開始重視有機食材，要求食材來源可追溯並符合潔淨標準，認為吃得安心是維持健康的第一步。這種轉變讓食品廠商更注重原物料的溯源及品質管理的重要性，對消費者來說是一種好的發展。

❹ 提高運動的動機與時數

　　運動可以增強自身防護力並維持體能，這是大家早就知道的事情，只是以往沒有急迫需要，所以大家對此漠不關心，但

是隨著新冠肺炎的威脅，人們迫切地需要強身的辦法，於是便產生了運動的動機。疫情期間無法外出運動，居家運動便蓬勃發展了起來，為了避免跳動影響樓下鄰居，瑜伽、無跳躍式的健身操也成為風潮，線上運動影片多樣化又不受時間限制，只要有瑜伽墊就可進行運動，讓大家養成運動習慣，相信在後疫情時代也會延續這樣的好習慣。

❺ 注重心理健康

疫情爆發之初，大家比較著重在生理健康，忽略心理健康，但隨著疫情時程的延長，長期保持社交距離、減少旅遊、避免群聚之下，開始出現不太尋常的情緒，例如對疫情感到焦慮、工作不順利而造成憂鬱，或在染疫後擔心病情惡化的恐懼，甚至出現創傷後壓力症狀，需要心理諮詢的人越來越多，心理教育的相關資訊普及，人們便逐漸重視心理健康。

疫情提醒了人們預防醫學的重要性，也教會我們要認清自己健康的不足，並學會透過健康飲食、有效運動、調適心理來照顧自己的身體，如此一來不只能延長健康壽命，還能減少不必要的醫療負擔，享受健康快樂的人生。

均衡飲食幫助提高免疫力

攝取多種食材獲取營養素：彩虹飲食法

　　防疫最重免疫力，強而有力的免疫系統來自於健康飲食，但現代人生活緊湊、外食比例高，很難兼顧營養，該怎麼辦？有一種簡單易行的彩虹飲食法，僅需透過攝取各種顏色食物，即可確保攝取各種營養素，對於大部分的人而言，更容易理解與執行。簡而言之，各種食物的顏色代表了它們所含的植化素種類，且植物性食品通常富含膳食纖維、維生素及礦物質，有助於提高人體的免疫力。

　　然而，沒有一種食物能夠涵蓋所有的植化素，因此我們必須攝取多種不同顏色的食物，同時也需要控制加工食品、高鹽及精緻糖類食物的攝取量，便能確保符合彩虹飲食的原則。

彩虹飲食可分成五種顏色的植物食物，各自含有特殊的植化素：

1 紫黑色

含有花青素、綠原酸、酚酸類、白藜蘆醇等，例如茄子、海帶、紫米、藍莓、葡萄。

2 白色

含有大蒜素、有機硫化物、槲皮素等，例如洋蔥、大蒜、高麗菜、菇類、白蘿蔔。

3 綠色

含有葉綠素、兒茶素、異硫氰酸酯等，例如青花菜、菠菜，地瓜葉、蘆筍、奇異果。

4 紅色

含有茄紅素、辣椒紅素、鞣花酸等，例如番茄、紅甜椒、甜菜根、蔓越莓、櫻桃。

5 橘黃色

含有類胡蘿蔔素、類黃酮素、葉黃素、玉米黃素、檸檬黃素等，例如胡蘿蔔、黃甜椒、芒果、木瓜、柑橘。

這些植化素通常有增強免疫力、清除自由基、預防細胞受損、抑制發炎、幫助代謝正常等生理作用。根據我的觀察，大部分的人紫黑色食物的攝取較少，例如有人不吃茄子、海帶類，或平時少吃水果如葡萄、藍莓等，便容易缺乏花青素等植化素。其實我們只要在雜糧米中添加紫米（黑糯米），在飯上撒點黑芝麻，並適量吃紫菜、海苔、紫薯、紫洋蔥與紫葡萄，這樣每天都能攝取到紫黑色食物。

免疫細胞需要優質蛋白質

蛋白質是免疫蛋白的重要成分，因此攝取足夠的蛋白質非常重要。如果攝取的蛋白質不足，體力與免疫力下降，就像生病時飲用雞湯可以快速補充胺基酸，幫助身體恢復體力一樣。如果因為生病胃口差，攝取的蛋白質不足，身體的復原速度就會變慢，而且免疫力也會受到影響。為了獲得足夠的蛋白質，我們每餐都應該攝取豆魚蛋肉類食物，每餐至少應該攝取一個手掌大小的豆魚蛋肉類，例如豆腐、雞蛋或魚類都是優質蛋白質的選擇。另外，特別建議每週吃三次魚類，因魚油中有EPA、DHA等多元不飽和脂肪酸，可減少發炎物質產生，同時增強免疫系統。

獲取優質油脂維持免疫功能正常

過度攝取油炸食物或高油飲食會降低免疫力，因此我們可多採用蒸煮等少油烹調方法，例如炸豆腐可以改成涼拌豆腐，炸魚可以改成蒸魚，炸雞可以改成白斬雞等，這些都是比較健康的料理方式。

減少油炸的目的是為了減少攝取過氧化的油脂，而非推廣無油飲食。事實上，不攝取油脂反而會使代謝異常，免疫功能下降。因此，每天應攝取適量的好油脂。例如，堅果含有豐富的單元不飽和脂肪酸、鉀、鎂、銅、鋅和膳食纖維，衛福部因此推廣「每日一湯匙堅果」，希望大家養成適量攝取好油脂的習慣。此外，除了攝取優質的油脂，還需減少飽和脂肪酸的攝取，例如豬油、肥肉，並盡量少吃高油高鈉的零食或油炸糕餅等食品，以降低心血管疾病的風險。

腸道健康與染疫嚴重程度有關

增強腸道免疫系統的功能也能提高免疫力，因為腸道不僅是消化器官，同時也是人體最大的免疫戰場。在腸壁黏膜上，數量龐大的腸道細菌構成了第一道防線，而當腸道內好菌的比例越高時，則可創造出一個更完善的免疫系統。相反的，若長期缺乏良好的飲食習慣與正常的生活作息，將會造成腸道的壞菌滋長，進而降低人體的免疫力。因此，攝取正確的營養素可

以改善腸道內微生物的平衡狀態,讓人體更加健康。

　　我們可以透過日常飲食攝取到含有天然益菌的食品,例如優酪乳、優格、味噌、泡菜、納豆等發酵食品都含有益菌。此外,腸道益菌喜歡的食物,也就是益生元(又稱益生質、益菌生),包括膳食纖維和寡糖等不被消化液分解的物質。當益生元進入腸道時,會被益菌分解產生有機酸,平衡腸道酸鹼值,並促進腸道健康。因此,攝取含有益生元的食物能夠改善腸道內益菌的平衡狀態,增強腸道免疫系統的功能,進而提高人體免疫力。含有益生質的食物,例如富含膳食纖維的原型全穀類、蔬菜類、水果類、豆類等。

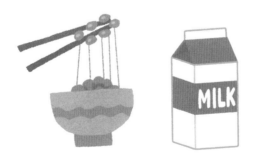

保健營養品怎麼吃才正確？

　　在疫情前，許多人對食品保健品的需求和重視程度不高，對於其功效和安全性也缺乏足夠的認知和了解，但在疫情爆發後，人們開始更加關注健康和免疫力，對食品保健品的需求和關注程度也隨之提高，並開始更加關注健康的飲食和生活方式。然而，保健品只是健康生活的一部分，並不是萬能的解決方案，最根本的做法，還是要維持健康飲食才是正確之道。

　　保健品的存在可以提供一些額外的營養和保健功效，但是否需要則取決於個人的飲食習慣、生活方式和健康狀況等因素。某些人由於種種原因無法通過飲食來獲得足夠的營養素（例如素食者），或者在某些時期需要特定的營養補充，如孕婦、老年人、疾病者等，這些人可能需要透過保健品來補充營養素。

　　然而，對於健康人士來說，通過均衡的飲食和健康的生活方式，就可以獲得足夠的營養素，而且對於大部分人而言，保健品並不能完全取代均衡的飲食和健康的生活方式。此外，保

健品的安全性和效果也需要得到充分的評估和證明。因此，是否需要保健品應該根據個人情況和需要進行判斷，建議在考慮使用保健品之前，先咨詢專業醫護人員或營養師的建議。

身為營養師，如何選擇保健品？

我認為，選擇品質有保障、來源清楚的生技公司出產的保健品是第一要素。

再來，是選擇研究實證多且安全性高的保健品，例如維生素C在眾多研究中表明，劑量足夠時可降低感冒發病率，並且可縮短感冒的持續時間和減輕症狀的嚴重程度。此外，維生素C也可以增加抗氧化能力，保護免疫細胞免受自由基的損傷。維生素C為水溶性維生素，多餘的維生素C會排出體外，不會累積在身體中。因此，維生素C在正常使用下並不會有毒性。就像我自己在較疲累及抵抗力較弱時，也會補充維生素C來預防感冒，並且攝取充足水分，幫助提高免疫力。

又如，魚油中的 ω-3脂肪酸可以幫助調節免疫系統的功能，增強身體對疾病的抵抗力，減輕關節炎症狀和疼痛，對控制血脂肪也有益處，減少心臟病發作的風險，研究也顯示可助於改善記憶、注意力和認知功能。然而，魚油中可能會含有汞、多氯聯苯等污染物質，如果長期大量攝入來源不明的魚油，可能會對人體造成風險。因此，如果想要使用魚油補充

品，最好選擇來源可靠的產品，並在醫生或營養師的指導下進行使用，根據個人情況進行適當的劑量調整。我本身，其實每星期大致上會吃到2至3次魚類，且每日攝取堅果類，因此 ω-3 脂肪酸的攝取量較為充足，身體也沒有容易發炎的問題，因此我就不會考慮補充魚油。

維生素D被推廣為有助於鈣質吸收、維持骨骼和牙齒健康，甚至能增強免疫力，降低感染和發炎風險。然而，人體每天只需要日曬10至15分鐘，即可自行合成維生素D，或者從乳製品、雞蛋、油脂含量較高的魚類（如鯖魚、鮭魚、秋刀魚）及曬過的蘑菇中攝取。因此，除非是長期待在室內不曬太陽的病患或工作人員，或是全素食者及不吃魚類的人，否則一般人的維生素D攝取應該是充足的，較少出現缺乏問題。因此，是否需要補充維生素D的問題就不是那麼必要了。

保健營養品的使用應該根據個人的需要和身體狀況進行，而非一窩蜂地盲目購買。

以下幫大家整理選擇要點，降低不必要的風險與浪費：

❶ 要留意自己的飲食習慣，優先通過飲食獲取所需的營養素，營養補充品只應作為飲食不足時的補充。例如，無法攝取到蔬果時，維生素C可能會缺乏，此時可考慮補充維生素C；或是素食者容易缺乏B12，可從保健品中補充。

❷ 如果你在服用處方藥或其他營養補充劑，需與醫生或營養師諮詢以確保沒有不良交互作用。例如魚油與抗凝血劑一起使用，會影響凝血功能而增加出血機會，反而引發出血性中風的危險。又如，降血脂的藥物不能與紅麴一起服用，否則恐會加重藥效。因此，如果你在服用藥物並想嘗試使用保健品，最好事先咨詢專業醫療人員的意見。

❸ 選擇可靠的品牌，優先考慮經過認證或檢驗的產品。例如，通過保健營養食品GMP，這代表該產品的生產過程符合國際標準，或是挑選具有健康食品小綠人標章，代表此保健品在成分、功能、安全性等方面皆符合規定，並經過第三方檢驗認證。健康食品的小綠人標章，在產品包裝上會有明顯的標示，消費者可以透過此標章來選購符合標準的健康食品。

❹ 依照營養品標籤上的建議劑量使用，不要超過建議劑量。例如維生素A、D、E、K是脂溶性維生素，攝取過多會累積在肝臟中造成毒性。如果感到任何不適，如頭痛、噁心、腹瀉等，請停止使用營養品並諮詢醫事人員。

❺ 營養品的保存要特別小心，不要讓其暴露在高溫、潮濕或陽光下，以免影響其品質和功效。

總括來說，使用保健營養品應該謹慎，並且基於個人需要和身體狀況。在任何情況下，都應該優先保持健康的飲食和生活方式。

增強心肺功能的運動

　　增強心肺功能的運動是非常必要的，有助於我們恢復身體健康，提高免疫力，並降低心血管疾病風險，減少焦慮和抑鬱等心理疾病的發生。建議透過有氧運動等方式，每週至少進行150分鐘的中強度運動，以維持身體健康。

　　一般來說，建議沒有運動習慣的人先從每週三次，每次30分鐘開始，等到逐漸習慣運動後，可增加成每星期進行150分鐘中強度的有氧運動，或75分鐘高強度的有氧運動，其中包括至少兩天的肌力運動。具體運動方案可以根據個人的健康狀況和喜好進行選擇，例如，如果喜歡戶外活動，可以選擇快走、騎自行車等；如果喜歡音樂和舞蹈，可以選擇跳舞等。像我目前是每星期有五天去慢跑，如果沒時間慢跑，則會找瑣碎時間做深蹲、平板等肌力運動，以維持每星期150分鐘的運動。

　　建立每天或每週固定的運動習慣也非常重要。例如，安排自己每天早上或每週末都運動，讓運動成為日常生活中的一部分。此外，記錄運動時間和成就，或參加比賽或挑戰活動，也可以有激勵自己的效果。重要的是，要注意身體的反應，如果感覺疲勞或不適，應該減少運動量或停止運動，避免因運動引

起身體損傷。最後,建議在開始運動前諮詢專業醫護人員與教練的意見,提高運動方案的安全和有效性。

常見增加心肺功能的運動項目,如下:

１ 快步走、慢跑或有氧運動

這些運動可以加強心臟和肺部的功能,並且有消耗熱量及維持軀幹穩定的作用,幫助保持健康體態。

２ 游泳

游泳是一種全身運動,能夠有效地提高肺活量和最大攝氧量(VO2max)和肌肉力量,同時還能幫助身體放鬆,減輕壓力,並減少身體脂肪,改善身體健康。

３ 自行車

騎自行車是一種有氧運動,能夠幫助增強心肺功能,提高氧氣的吸收和運用能力,同時還能增加肌肉力量和耐力。

４ 舞蹈或有節奏的運動

舞蹈或其他有節奏的運動能夠增加心肺功率,同時還能促進協調性和靈活度。

５ 高強度間歇訓練(HIIT)

這是一種短時間內進行高強度運動和低強度運動交替進行的訓練方式,能夠顯著提高VO2max、心肌收縮功能和氧氣運用能力,提高心肺功能和代謝率,同時還能增加肌肉力量和耐

力，而且與其他形式的運動相比，HIIT的效果更為顯著，比較適合體能較好的人進行，初階運動者可先從有氧運動開始，等到體能變好時，再來嘗試HIIT較為安全。

 健康小提醒

有以下情況的人，可在計畫運動之前先諮詢醫事人員與專業教練，更加安全：

① 有心臟病、肺部疾病、高血壓或其他慢性疾病的人。
② 曾經接受過特殊手術或長期服用藥物的人。
③ 有關節疾病、脊椎疾病、神經系統疾病或其他骨骼肌肉問題的人。
④ 懷孕中的女性，尤其是在懷孕後期的女性。
⑤ 年齡超過50歲者，特別是之前沒有運動經驗的人。
⑥ 重度肥胖者（例如BMI大於40）。
⑦ 有呼吸系統問題或哮喘的人。

每天運動就會瘦得很快？

想要減肥成功就要運動，但為什麼天天運動了還瘦不下來？甚至越來越重？有以下幾種可能原因：

1 沒有製造熱量赤字

製造熱量赤字是決定減肥成功的關鍵。即使天天都有運

動，但飲食仍然攝取高熱量、低營養價值的食物，那麼減肥效果恐怕不理想。在運動後通常會感到飢餓，若運動後沒有控制熱量，反而狂吃高油高糖食物，不僅抵銷了運動所消耗的熱量，還可能因熱量過剩讓食物變成脂肪囤積在身體裡。

2 運動強度不夠

太輕度的運動無法消耗足夠的能量來造成明顯的體重減輕，例如你覺得已經走了很久的路，但其實只消耗50大卡，運動強度不夠，無法促進肌肉生長，效果自然不好。對於減肥最有效果的，是中高強度的有氧運動和重量訓練，且每星期運動時間要達到150至250分鐘（2.5小時至4小時又10分鐘），如此可以提高代謝率和肌肉量，幫助降低體脂肪。

3 肌肉增加反而變重

雖然體重沒有明顯減輕，但其實是體脂肪降低讓肌肉量增加，肌肉比脂肪重，所以看起來較結實，但體重保持不變，甚至增加。此時如果是想要增重（增肌）的人，更應該要維持運動，並且增加重量訓練，飲食則需增加醣類與蛋白質食物，如此就能增加肌肉，增重成功。

例如我每星期慢跑五天，每次30分鐘，但體重並不會一直下降，因為我已達到能量消耗與攝取的平衡，當能量平衡，體重也就保持在固定範圍內。若我想要降低體脂肪，只要維持平日飲食量，再將跑步速度提高，或是增加重量訓練次數，讓消耗的熱量大於攝取的熱量，如此就有機會讓體脂肪下降。

2APV55

作　　　　　者	廖欣儀
責 任 編 輯	蔡穎如
封 面 設 計	走路花工作室
內 頁 設 計	林詩婷
行 銷 企 劃	辛政遠 楊惠潔
總 編 輯	姚蜀芸
副 社 長	黃錫鉉
總 經 理	吳濱伶
首 席 執 行 長	何飛鵬

出　　　　　版　　創意市集Inno-Fair
發　　　　　行　　英屬蓋曼群島商家庭傳媒股份有限公司城邦分公司
　　　　　　　　　Distributed by Home Media Group Limited Cite
地　　　　　址　　115 臺北市南港區昆陽街16號8樓
　　　　　　　　　8F., No. 16, Kunyang St., Nangang Dist., Taipei City 115 , Taiwan

城邦讀書花園　　www.cite.com.tw
客戶服務信箱　　service@readingclub.com.tw
客戶服務專線　　(02) 25007718、(02) 25007719
客戶服務傳真　　(02) 25001990、(02) 25001991
服 務 時 間　　週一至週五09:30～12:00、13:30～17:00
劃 撥 帳 號　　19863813　戶名：書虫股份有限公司
實體展售書店　　115 臺北市南港區昆陽街16號5樓

I　S　B　N　　978-626-7336-25-0（紙本）/ 978-626-7336-35-9（EPUB）
版　　　　　次　　2023年12月初版1刷 / 2024年9月初版2刷
定　　　　　價　　新台幣450元（紙本）/ 315元（EPUB）/ 港幣150元

製 版 印 刷　　凱林彩印股份有限公司

Printed in Taiwan　著作版權所有‧翻印必究

◎ 本書中所提及國內外公司之產品、商標名稱與圖片，其權利屬該公司或作者
　　所有，本書僅做介紹教學之用，絕無侵權意圖，特此聲明。
◎ 書籍外觀若有破損、缺頁、裝訂錯誤等不完整現象，想要換書、退書或有大
　　量購書需求等，請洽讀者服務專線。

國家圖書館預行編目(CIP)資料

吃出不老體質：逆齡飲食建議 × 超值14天抗老菜單 ×
變年輕的健康實踐 著． -- 初版．
-- 臺北市：創意市集出版：
英屬蓋曼群島商家庭傳媒股份有限公司城邦分公司發行，
2023.12
　面；　　公分
ISBN 978-626-7336-25-0（平裝）

1.健康法　2.健康飲活　3.保健常識　4.老化

411.1　　　　　　　　　　　112012710

香港發行所　城邦（香港）出版集團有限公司
九龍九龍城土瓜灣道86號順聯工業大廈6樓A室
電話：(852) 2508-6231
傳真：(852) 2578-9337
信箱：hkcite@biznetvigator.com

馬新發行所　城邦（馬新）出版集團
41, Jalan Radin Anum, Bandar Baru Sri Petaling,
57000 Kuala Lumpur, Malaysia.
電話：(603) 9056-3833
傳真：(603) 9057-6622
信箱：services@cite.my